居家康复指导丛书

高血压居家康复指导

丛书主编　燕铁斌
主　编　章慧洁　向　云
副主编　燕晓翔　张　瑜

电子工业出版社
Publishing House of Electronics Industry
北京·BEIJING

未经许可，不得以任何方式复制或抄袭本书之部分或全部内容。
版权所有，侵权必究。

图书在版编目（CIP）数据

高血压居家康复指导 / 章慧洁，向云主编 . —北京：电子工业出版社，2020.10
（居家康复指导丛书）
ISBN 978-7-121-39753-0

Ⅰ.①高… Ⅱ.①章…②向… Ⅲ.①高血压–康复 Ⅳ.① R544.109

中国版本图书馆 CIP 数据核字（2020）第 194090 号

责任编辑：崔宝莹
印　　刷：中国电影出版社印刷厂
装　　订：中国电影出版社印刷厂
出版发行：电子工业出版社
　　　　　北京市海淀区万寿路 173 信箱　　邮编：100036
开　　本：720×1000　1/16　　印张：12.75　　字数：208 千字
版　　次：2020 年 10 月第 1 版
印　　次：2020 年 10 月第 1 次印刷
定　　价：88.00 元

凡所购买电子工业出版社图书有缺损问题，请向购买书店调换。若书店售缺，请与本社发行部联系，联系及邮购电话：（010）88254888，88258888。

质量投诉请发邮件至 zlts@phei.com.cn，盗版侵权举报请发邮件到 dbqq@phei.com.cn。

本书咨询联系方式：QQ 250115680。

居家康复指导丛书

《高血压居家康复指导》编委会名单

丛书主编　燕铁斌

主　　编　章慧洁　向　云

副 主 编　燕晓翔　张　瑜

编　　委　（以姓氏笔画为序）

　　　　　王　京（中国医学科学院阜外医院深圳医院）

　　　　　王龙龙（广西国际壮医医院）

　　　　　王灵芝（中国医学科学院阜外医院深圳医院）

　　　　　向　云（华中科技大学协和深圳医院）

　　　　　刘家庆（华中科技大学协和深圳医院）

　　　　　孙胜男（华中科技大学协和深圳医院）

　　　　　李　浩（华中科技大学协和深圳医院）

　　　　　吴心虹（厦门市第五医院）

　　　　　宋玉娟（深圳市龙华区中心医院）

　　　　　张　雪（中国医学科学院阜外医院深圳医院）

　　　　　张　瑜（中国医学科学院阜外医院深圳医院）

　　　　　陈　康（晋城市人民医院）

　　　　　陈宏昱（深圳市中医院）

　　　　　周海蓉（深圳市龙华区中心医院）

赵韶华（山东大学齐鲁医院）

姜玉蓉（宜昌市中心人民医院）

贾　俊（深圳市龙华区中心医院）

郭琳琳（青岛大学附属心血管病医院）

黄雯婷（中国医学科学院阜外医院深圳医院）

章慧洁（中国医学科学院阜外医院深圳医院）

梁进杰（中国医学科学院阜外医院深圳医院）

蒋　磊（德国汉诺威医科大学康复医院）

程　红（深圳市中医院）

燕晓翔（安徽医科大学第一附属医院）

绘　　图　柳　维

总　序

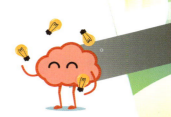

现代康复医学起源于20世纪40—50年代，那时的世界正处于动荡期，战争及其随后爆发的各类疾病给人类带来了巨大的伤害！即使医护人员全力救治，也只能留住患者的生命，大量生存者遗留了各种身心方面的功能障碍，严重影响了病、伤、残者正常回归家庭和社会。因此，医疗先驱们在救治病伤员的同时，开始关注救治对象的功能恢复和改善，并积极尝试采用不同的治疗方法，以期最大限度地帮助患者正常回归家庭和社会。为此，催生了一门新的临床医学学科——康复医学（rehabilitation medicine）。

进入21世纪以来，随着全球经济的发展，国际康复医学进入了发展的"快车道"，与临床各学科相互渗透、融合，涉及几乎所有疾病的全过程，从发病早期就介入的重症康复，到疾病恢复期的社区康复和居家康复，以及生命终结期的康复（国内称之为"临终关怀"），可谓是全生命周期的覆盖了。

对比西医，中医康复的理念历史悠久。早在2000多年前的《黄帝内经》中就提出了今天神经康复领域中推崇的"阴阳平衡"理念；而《吕氏春秋》中提到的"流水不腐，户枢不蠹"的动静结合观点，更是对今天"生命在于运动"的完美诠释。但从理念和体系上与西方医学模式比较一致的现代康复，则起源于20世纪80年代中期。其里程碑标志是当时的卫生部要求在全国高等医学院校的临床医学专业中开设康复医学课程，普及现代康复医学知识。彼时，各类《康复医学》教材及书籍成了普及现代康复医学的最好载体。

进入21世纪后，特别是"十三五"规划以来，随着国内经济的发展、全民医疗的实现，以及慢性病、老年人口的增加，康复对象不断增多，康复市场不断拓展。而党和各级政府对康复的重视，进一步推动了国内康复的全面提速发展。此外，分级诊疗模式下的医院－社区－居家康复

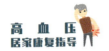

　　一体化的出现，使得康复理念已经开始从医院延伸到社区、家庭。患者及其家属越来越不满足传统的院内康复，渴望能了解康复、参与康复。因此，迫切需要一些能指导病、伤、残后康复的专业知识科普化的书籍。

　　为了适应当前急需了解康复知识的市场需求，在电子工业出版社有限公司的大力支持下，我们组织了国内一批从事临床康复的专家，编写了这套《居家康复指导丛书》。本套丛书的编写宗旨一是普及康复理念，让患者及其家属能比较容易地找到适合自己病情的康复方法；二是介绍一些常用的可以在社区及家庭开展的适宜康复技术，方便患者及其家属在社区和家庭开展自我康复。

　　本套丛书在内容编排上力求文字简洁，通俗易懂。为了方便家庭使用，每本书还尽可能配了一些简单易学的插图；同时，采取的是一本书针对一种（类）疾病的居家康复，希望每一本书都能成为一个独立的家庭康复医生。

　　将专业人员容易理解的枯涩的专业知识转化为普通群众（病患者及其家属）易于理解，且在家中可以为其提供指导的科普康复书籍，并非容易之举！远较编写学术专著更难。本套丛书从选题到定稿历时2年，后续还将根据临床需要推出新的分册。丛书的读者对象主要为病、伤、残者及其家属，同时也可以作为社区医护人员了解康复的入门读物。

　　虽然各分册主编及全体参编专家竭尽所能用通俗易懂的语言来介绍专业知识及技术，但仍恐遗留不足，尚祈读者阅读时不吝赐教，以便再版时修订。

　　最后，感谢参加本套丛书编写的全体专家及工作人员为本套丛书的顺利出版所付出的辛勤劳动。

　　谨以此为序！

中山大学孙逸仙纪念医院

2019年5月

前　言

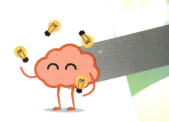

高血压是一种十分常见的慢性病，是动脉粥样硬化发生最重要的危险因素。从患病之日起就悄悄地对我们的心脏、脑、肾脏、眼睛、周围血管等重要器官进行持续性损害。它也是致残率、致死率较高的疾病之一。中国成人高血压患病率高达27.9%，也就是说每4个人中就有1个人患有高血压。而我国高血压的控制率较低，不仅患者，就连很多基层医生对如何平稳控制血压都感到很迷茫。

为此，我们邀请国内多位长期从事高血压防治工作的临床专家，包括心内科、神经内科、肾内科、中医科专家，编写了这本《高血压居家康复指导》，本着科学性、实用性、趣味性、可读性的原则，用通俗易懂的语言、科学趣味的漫画，从认识高血压开始，详细介绍了高血压的基础知识、自我监测、预防及治疗方案，包括生活方式、饮食和运动、药物治疗、日常护理、中医防治和高血压防治中的常见问题等。希望帮助高血压患者、心血管康复专业医生以及基层医生了解高血压的综合治疗及预防。

在此，感谢所有编写人员的辛勤付出。由于编委水平有限，加之时间仓促，疏漏之处在所难免，恳请广大读者和同道多提宝贵意见，我们共同进步。

2020年8月

目 录

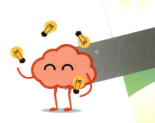

1 第一章　什么是血压

第一节　正常血压、高血压及低血压 …………… 3
　一、什么是正常血压 ……………………… 3
　二、什么是高血压 ………………………… 3
　三、什么是低血压 ………………………… 5

第二节　您知道怎么测量血压吗 ……………… 7
　一、家庭血压监测 ………………………… 7
　二、诊室血压监测 ………………………… 11
　三、动态血压监测 ………………………… 12

第三节　为什么每次测量血压的结果都不同 …… 15
　一、影响因素 ……………………………… 15
　二、注意事项 ……………………………… 16

2 第二章　为什么会得高血压

第一节　你确定自己得了高血压吗 …………… 18
第二节　有这些表现就是高血压吗 …………… 19
　一、常见的临床表现 ……………………… 19
　二、靶器官损害表现 ……………………… 20
　三、特殊人群的临床表现特点 …………… 22

第三节　高血压有分型吗 ……………………… 25
　一、原发性高血压 ………………………… 26
　二、特殊类型的高血压 …………………… 28
　三、继发性高血压 ………………………… 35

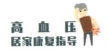

3 第三章 得了高血压，到底有多严重

第一节 不得不说的常识 … 41
一、得了高血压，医生为什么让我做这么多的检查 41
二、关于高血压必须要知道的数据 … 42
三、高血压导致身体靶器官的损害 … 43

第二节 高血压的危害之心脏 … 44
一、高血压性心脏病 … 44
二、冠心病 … 46
三、心律失常 … 52

第三节 高血压的危害之脑 … 52
一、高血压是如何对脑造成损害的 … 53
二、高血压引起的脑血管疾病有哪些 … 54
三、我们不得不了解的一些急救常识 … 59
四、这些检查项目可以帮助我们防患于未然 … 61

第四节 高血压的危害之肾脏 … 63
一、高血压小动脉性肾硬化 … 64
二、慢性肾脏疾病 … 66

第五节 高血压的危害之眼睛 … 69

第六节 高血压的危害之周围血管 … 71
一、高血压与主动脉夹层 … 71
二、高血压与胸主动脉瘤 … 72
三、高血压与下肢动脉粥样硬化 … 73

4 第四章 得了高血压怎么办

第一节 就诊常识要知道 … 74
一、该选择去哪个科室就诊 … 74

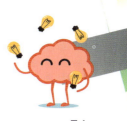

　　二、常规检查有哪些 …………………………………… 74
　　三、高血压风险水平分层 ……………………………… 76
　　四、需要做哪些治疗 …………………………………… 77
第二节　药物治疗及分类 ………………………………… 81
　　一、降压治疗策略 ……………………………………… 81
　　二、常用降压药的种类和作用特点 …………………… 82
　　三、降压药的联合应用 ………………………………… 87
　　四、老年高血压的药物治疗 …………………………… 89
第三节　生活方式指导 …………………………………… 90
　　一、高血压患者生活方式干预 ………………………… 90
　　二、高血压患者的自我管理 …………………………… 100
第四节　制订高血压运动处方 …………………………… 103
　　一、运动对心血管疾病患者的好处 …………………… 103
　　二、高血压临床康复 …………………………………… 103

5 第五章　高血压如何居家康复

第一节　药物服用与血压监测 …………………………… 110
　　一、自我监测（家庭血压监测） ……………………… 110
　　二、社区监测 …………………………………………… 110
　　三、高血压的三级预防 ………………………………… 115
第二节　居家饮食调理 …………………………………… 118
　　一、合理膳食 …………………………………………… 118
　　二、高血压的饮食宜忌 ………………………………… 119
　　三、高血压患者应注意的饮食习惯 …………………… 120

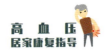

　　四、高血压居家食疗方 …………………………………… 120

第三节　居家运动锻炼 …………………………………… 122

　　一、高血压患者适合运动锻炼吗 …………………………… 122

　　二、高血压患者适合什么样的运动 ………………………… 123

　　三、注意事项 ………………………………………………… 123

第四节　居家生活调理 …………………………………… 124

　　一、高血压患者着装三大要点 ……………………………… 124

　　二、高血压患者居家生活不宜做哪些运动 ………………… 124

　　三、居家运动的简便降压小方法 …………………………… 125

　　四、高血压患者在家不花钱就可以强身健体的运动 ……… 127

　　五、高血压患者的心理与情绪调适 ………………………… 128

　　六、高血压患者如何安排一天的生活 ……………………… 129

　　七、高血压患者最危险的时刻——清晨 …………………… 130

⑥ 第六章　中医防治高血压

第一节　哪些中草药能降血压 …………………………… 132

第二节　食疗降压您做对了吗 …………………………… 135

　　一、肝阳上亢型高血压 ……………………………………… 136

　　二、肝火上炎型高血压 ……………………………………… 137

　　三、痰湿中阻型高血压 ……………………………………… 138

　　四、中气不足型高血压 ……………………………………… 139

　　五、血液瘀滞型高血压 ……………………………………… 139

　　六、肾精不足型高血压 ……………………………………… 140

　　七、阴液亏损型高血压 ……………………………………… 141

第三节　常用的减压穴位 ………………………………… 143

　　一、什么是经络 ……………………………………………… 143

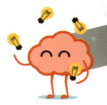

　　二、穴位治疗的作用有哪些 …………………… 144

　　三、不同类型高血压的穴位选择 ……………… 144

7 第七章　得了高血压严重并发症，如何进行康复治疗

第一节　心脏康复 ……………………………………… 146

　　一、什么是心脏康复 …………………………… 146

　　二、心脏康复的意义 …………………………… 147

　　三、如何进行心脏康复 ………………………… 147

　　四、心脏康复都可以做哪些 …………………… 149

　　五、其他心脏病患者的康复治疗 ……………… 156

第二节　脑血管疾病的康复 …………………………… 158

　　一、脑血管疾病康复管理 ……………………… 158

　　二、并发症的预防和处理 ……………………… 167

　　三、如何预防脑血管疾病的发生及降低复发率 … 173

第三节　肾脏疾病的康复 ……………………………… 174

　　一、有氧运动训练 ……………………………… 175

　　二、抗阻运动训练 ……………………………… 175

　　三、有氧运动训练结合抗阻运动训练 ………… 176

第四节　眼病的康复 …………………………………… 177

第五节　周围血管疾病的康复 ………………………… 178

7 第八章　高血压防治中的常见问题

………………………………………………………… 180

第一章　什么是血压

第一章　什么是血压

　　血压（BP）是指血液在血管里流动时作用于单位面积血管壁的侧压力，简单来说，血压就是血液对血管内壁的压强，在医学上我们习惯以毫米汞柱（mmHg）作为血压的单位。有时候我们也会以千帕（kPa）作为血压的单位（1kPa=7.5mmHg）。血压由心肌的收缩力、血管壁的张力和血管里流动的血液这三者共同构成，血压也是推动血液在血管里流动的动力。血压在不同的血管被分别称为动脉血压、毛细血管压和静脉血压，通常我们在日常生活中所说的血压指的是动脉血压。

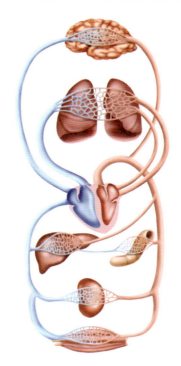

血液循环示意图

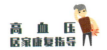

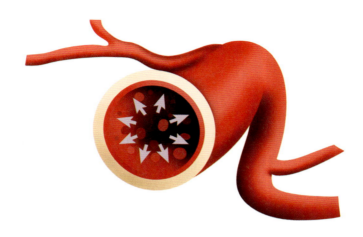

动脉解剖示意图

心脏在人体中的作用相当于一个水泵，负责将血液泵入动脉血管流至全身，经静脉血管回到心脏，形成完整的血液循环系统。完成一次血液循环是从心脏的左心系统到大动脉，再到中小动脉、毛细血管，把氧气送到全身组织并带走二氧化碳，经静脉回到右心系统，从右心系统再进到肺动脉、肺毛细血管排出二氧化碳，引入氧气，因此经过肺循环以后，静脉血液又转化成富含氧气的动脉血回到左心系统中。而血压在这个过程中就是作为推动血液循环的动力。当心脏收缩的时候，左心室便会将血液泵出到主动脉，这时候动脉中的血流量会随之增大，动脉血压也随之升高，当心脏收缩完成时，此时的动脉血压达到最高值，我们称此时的血压为收缩压；当收缩完成后，紧接着心脏开始舒张，大血管收缩形成二次压力，我们称此时的血压为舒张压。在测量血压时，我们会将血压记录成收缩压/舒张压。因此，心肌的收缩力过强或过弱，血管壁的张力过强或过弱，血管里面的血流量过多或过少都会影响到血压的高低，其中任何一个条件失衡都会导致高血压或者低血压的出现。

第一节　正常血压、高血压及低血压

一、什么是正常血压

正常血压即正常成年人的血压。根据国际统一标准，在安静状态下，成年人的收缩压＜120mmHg，舒张压＜80mmHg被称为正常血压。

二、什么是高血压

（一）高血压的分类分级

高血压是以体循环动脉压增高为主要表现的临床综合征，可分为原发性高血压和继发性高血压两大类，其中原发性高血压占比达95%，我们平时所说的高血压患者就是指原发性高血压患者。根据《2018年中国高血压防治指南》标准，120/80mmHg以下属于正常血压，（120~139）/（80~89）mmHg是正常高值血压，≥140/90mmHg就属于高血压。而高血压根据轻重程度可分为1级高血压（轻度）、2级高血压（中度）、3级高血压（重度），根据类型分还有收缩期高血压，这样的分级方式一来可以让医生更好地记录患者的血压情况，以便更好地为患者进行针对性的治疗，二来也可以方便患者了解自身高血压的严重程度，更好地控制血压，见表1-1-1。

表1-1-1　《2018年中国高血压防治指南》分类分级

级别	收缩压(mmHg)		舒张压(mmHg)
正常血压	＜120	和	＜80
正常高值血压	120~139	和/或	80~89
高血压	≥140	和/或	≥90
1级高血压（轻度）	140~159	和/或	90~99
2级高血压（中度）	160~179	和/或	100~109
3级高血压（重度）	≥180	和/或	≥110
收缩期高血压	≥140	和	＜90

（二）高血压的影响因素

人体的血压并不是一成不变的，同一个人在不同的时间、不同的状态下血压都不相同。因此在测量血压，特别是在诊断高血压时，需要非同日3次测量的结果才能进行诊断。这是因为血压受到以下多种因素的影响。

1. 身高

身高越高，心脏越需要更大的压力去泵出血液，令血液能流遍全身。

2. 年龄

血压会随着年龄的增长而逐渐增加，因为动脉血管弹性变差，而其中收缩压的改变较明显，正常情况下孩童时期的血压最低。

3. 血黏度（血液密度）

血液越黏稠，心脏就越需要大的压力泵出血液。

4. 姿势

姿势对于血压的影响源自重力，正常人平躺时收缩压最高，其次为坐姿，站姿最低；而舒张压恰恰相反，站姿时最高，其次为坐姿，最低为平躺时。

5. 血管质量

血管如果变窄，血液较难通过，心脏便需要更大的压力泵出血液。

6. 其他

精神状态、生活习惯、个人差异、药物、遗传、天气变化、所居住的环境，等等。

总的来说，高血压是目前最常见的心血管疾病之一，又是人类致残、死亡的主要疾病如冠心病、脑血管疾病、夹层动脉瘤、尿毒症等的重要危险因素。肥胖、吸烟、过度饮酒、摄盐过多、缺乏活动、心情紧张等又是导致高血压发生的危险因素。有研究表明：对高血压的早期预防和早期稳定治疗及培养健康的生活方式，可使75%的高血压及其并发症得到有效的预防和控制。我国将每年的10月8日定为"全国高血压日"，主要是为了普及高血压的防治知识，提高全民族的健康水平和生活质量。

第一章 什么是血压

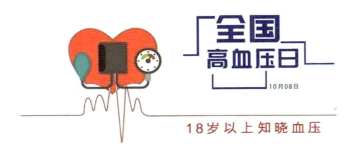

全国高血压日

三、什么是低血压

我们前文提到当血压过高，就有可能导致血管受损，亦反映血液或心脏可能出现异常。相反，若血压过低，便无法将血液供应至全身，导致身体某些部位出现缺血的情况。就定义上来说，低血压是指体循环动脉压力低于正常的状态。但低血压的诊断目前尚无统一标准，一般认为成年人上肢动脉血压 <90/60mmHg 即为低血压。

（一）根据病因分类

低血压根据病因可分为生理性低血压和病理性低血压。

1. 生理性低血压

生理性低血压指部分健康人群中，其血压测量值已达到低血压标准，但无任何自觉症状，经长期随访，除血压偏低外，身体各系统器官无缺血和缺氧等异常，也不影响寿命。

2. 病理性低血压

病理性低血压指除血压降低外，常伴有不同程度的症状以及某些疾病，病理性低血压又可分为原发性低血压和继发性低血压。

（1）原发性低血压：指无明显原因的低血压状态，多见于体质瘦弱的老人、女性。

（2）继发性低血压：指人体某一器官或系统的疾病所引起的血压降低。这种低血压可在短期内迅速发生，如大出血、急性心肌梗死、严

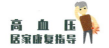

重创伤、感染、过敏等原因导致血压急剧降低。大多数情况下，低血压为缓慢发生，可逐渐加重，如继发于严重的肺结核、恶性肿瘤、营养不良、恶病质、脑垂体功能减退等的低血压。

（二）根据起病形式分类

根据低血压的起病形式可将其分为急性低血压和慢性低血压两大类。

1. 急性低血压

急性低血压是指患者血压从正常或较高的水平突然下降，临床上常因脑、心、肾等重要器官缺血出现头晕、眼前发黑、四肢软、出冷汗、心悸、少尿等症状，严重者表现为晕厥或休克。

2. 慢性低血压

慢性低血压是指血压持续低于正常范围的状态。

（1）体质性低血压：一般认为与遗传和体质瘦弱有关，多见于20~50岁的女性和老年人，轻者可无任何症状，重者出现精神疲惫、头晕、头痛，甚至昏厥。夏季气温较高时更明显。

（2）直立性低血压：部分患者的低血压与体位变化（尤其直立位）有关，称为直立性低血压。直立性低血压的定义为：在改变体位为直立位的3分钟内，收缩压下降>20mmHg或舒张压下降>10mmHg；同时伴有低灌注的症状，如头晕、视物模糊、乏力、恶心、认知功能障碍、心悸、颈背部疼痛等。对于患有收缩期高血压的老年人来说，糖尿病或低血容量的发生易导致直立性低血压；使用利尿剂、扩血管药物及精神类药物时也容易发生直立性低血压。

（3）继发性低血压：某些疾病或药物可以引起低血压，如脊髓空洞症、重度主动脉瓣狭窄、二尖瓣狭窄、慢性缩窄性心包炎、特发性或肥厚性心肌病、慢性营养不良症等。这些疾病引起的低血压也可以出现头晕等低灌注的症状。

（章慧洁）

第一章　什么是血压

第二节　您知道怎么测量血压吗

　　高血压是威胁人类健康的主要杀手之一，是我国人群脑卒中、冠心病发病及死亡的主要危险因素。目前我国约有 2.45 亿高血压患者，约占全球高血压总人数的 1/5。我国高血压患者存在"三高"（患病率高、死亡率高、致残率高）、"三低"（知晓率低、治疗率低、控制率低）的特点。超过一半的患者不知道自己患病，已确诊的患者中 30% 没有规律用药，用药患者中血压达标率也不足 1/3。

　　测量血压是了解血压水平、诊断高血压、指导治疗、评估降压疗效以及观察病情变化的主要手段。目前测量血压的手段主要有家庭血压监测、诊室血压监测及动态血压监测 3 种方法，已被越来越广泛地应用于高血压的诊断和治疗管理。

一、家庭血压监测

　　家庭血压监测与心血管疾病关系密切，特别是已经确诊为高血压的患者，更应做好血压的实时监测，为医生及时有效地调整治疗方案提供依据，以保证生命安全。所以家庭血压监测能够增强患者自我管理血压的意识，防止冠心病、心肌梗死、脑出血、脑梗死等并发症的发生。近几年来，中国家庭血压监测取得了极大的进步，大量自动化的电子血压计由于使用便捷、价格低廉而进入家庭，许多高血压患者都在家中测量血压，临床医生可以根据家庭血压监测结果进行高血压的诊治。

　　（一）选择合适的血压计

　　现在常用的血压计有水银柱血压计、腕式电子血压计、上臂式电子血压计 3 种。

　　1. 水银柱血压计

　　水银柱血压计已经在临床上使用了 100 多年了，其优点是测出的血压值准确且稳定性好。缺点是使用起来比较麻烦，要求使用者须经过培训，若不能很好地掌握技术要领，反而容易造成测量误差。此外，水银柱血压计使用不当，容易造成汞外泄，污染环境，危害健康。

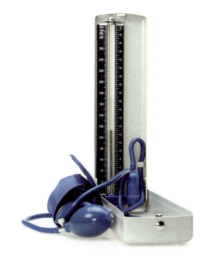

水银柱血压计

2. 腕式电子血压计

腕式电子血压计携带方便，测量简单、快速，但不适用于患有血液循环障碍和血管病变的老年人，如糖尿病、高血脂等疾病会加速动脉硬化，从而引起末梢循环障碍，导致测量结果不准确。但肥胖患者及在不适合裸露手臂的冬季可以考虑使用。

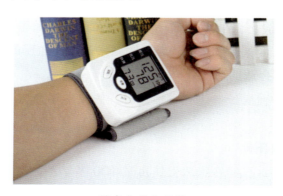

腕式电子血压计

第一章　什么是血压

3. 上臂式电子血压计

上臂式电子血压计相对来说操作简便、稳定性好、精确度高，适用于患有动脉硬化的老年人群。《2019中国家庭血压监测指南》建议选择按照标准方案进行过准确性验证的上臂式电子血压计，并根据上臂周径选择大小合适的袖带。

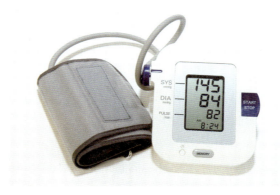

上臂式电子血压计

（二）血压测量步骤

（1）测量血压前至少休息5分钟，在测量前30分钟内禁止吸烟或饮茶、喝咖啡，并排空膀胱，防止受凉。

（2）全身放松，保持平稳自然呼吸，如果情绪紧张应等情绪稳定后再进行测量。

（3）被测量者要采取正确坐姿，最好坐靠背椅，双脚平放于地面，让自己处在放松舒适的体位下。

（4）测量时应尽可能裸露上臂，上臂及血压计与心脏处在同一水平。

（5）将袖带套在左或右臂上，捆扎松紧适度，以能伸进1~2根手指为宜，袖带的下缘应高于肘部1~2厘米，空气管应在中指（手掌方向）的延长线上。

（6）测量时不要说话或晃动身体。

（7）测量结束后，应立即记录。记录内容应包括测量日期与时间、

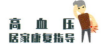

收缩压、舒张压与脉搏值。

（三）家庭血压监测的频率及时间

1. 初始阶段

连续测量7天，早晚各测量3遍，间隔1分钟，取测量的平均值为测量值。测量时间，每天早晨起床后1小时内，服用降压药及早餐或晨练前，时间最好控制在上午6—9时；晚上应在晚饭后，晚上洗完澡后，服用降压药后，睡觉前测量血压，时间最好控制在晚上6—9时。排除第1天血压值，仅计算后6天血压的平均值。

2. 治疗阶段

根据第1周自测血压值指导药物治疗。如果需要改变治疗方案，则需依据第2周的自测血压平均值来评估疗效。

3. 长期观察

高血压得到有效控制后，一般每周自测血压1天，早晚各1次。

4. 其他

如需了解24小时血压波动变化，可增加自测频率，如早晨起床后、上午、下午、晚上睡觉前各测1次，连续自测2~4周。

（四）家庭血压监测的注意事项

（1）血压计要定期检查以保证其准确性。

（2）并非所有的高血压患者都可以通过自测血压进行血压监测。对精神抑郁或焦虑、擅自修改治疗方案的患者，不建议自测血压。心房颤动、频发心律失常、严重房室传导阻滞会影响血压测量值的真实性，也不推荐这些患者进行家庭血压监测。

（3）两臂血压差异较大时以高的那侧为准，偏瘫患者以健侧血压为准。

（4）患者测量血压时不宜聊天、活动四肢，宜坐有靠背的座椅并保持安静，否则可能导致测得的血压值偏高；患者不宜自测血压，应由家人、朋友代为测量，若患者亲自操作血压计，注意力便会集中在血压计上，精神可能会比较紧张，易导致测得的血压值略高于真实血压值。

第一章　什么是血压

（5）一般情况下，家庭血压监测的血压值低于诊室测量的血压值，当家庭血压监测的平均值为 135/85mmHg 时，相当于诊室测量的血压 140/90mmHg。非同日多次家庭血压监测的平均值≥ 135/85mmHg，可考虑诊断为高血压，应到医院结合诊室所测量的血压做进一步检查及筛查，排除继发性高血压。

（6）不能擅自根据家庭血压监测情况修改治疗方案或自行停服降压药。

二、诊室血压监测

（一）诊室血压

诊室血压是由医护人员在标准条件下按照统一规范进行的血压测量，是目前诊断高血压、评估血压水平以及观察降压疗效的常用方法。目前国际上推荐使用标准方案认证的上臂式医用电子血压计，不推荐使用腕式电子血压计，以往常用的水银柱血压计将逐步被淘汰。现在，很多社区医院都配有自助血压测量仪，如果患者在医护人员测量血压时容易出现因为紧张而造成血压升高的假象，那么选择自助血压测量仪测量血压是个很好的办法。

（二）诊室血压测量时的注意事项

（1）测量血压前不要喝浓茶、咖啡，不要憋尿，安静休息至少5分钟，心情保持平静。

（2）坐位测量上臂血压时，肘部放松置于桌面上，与心脏水平大致相当。

（3）使用标准规格的袖带（气囊长 22~26 厘米、宽 12 厘米），肥胖者或臂围大者（臂围 >32 厘米）应使用大规格的气囊袖带。

（4）袖带下缘应距肘关节 2 横指，松紧要合适，以能伸进 1~2 根手指为宜，不要太松或太紧，否则会影响血压测量的准确性。

（5）在测量血压过程中手臂放松，不要说话或活动，保持平静。袖带加压过程中可能会出现手臂麻木等不适，这是肢体血流被阻断后出现的正常现象，会随着袖带压力的降低而消失，不要紧张。

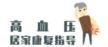

（6）建议测量2~3次取平均值，第一次测量血压后，相隔1~2分钟再次测量，取2次读数的平均值记录。如果两次读数相差5mmHg以上，应再次测量，取3次读数的平均值记录。

（7）在测量血压的同时，应同时测定和关注脉搏。

三、动态血压监测

动态血压监测（ABPM）又称为无创性血压监测，是通过动态血压记录仪自动间断性定时测量日常生活状态下血压的一种诊断技术。由于ABPM测量次数多、无测量者误差，可测量夜间睡眠期间血压，同时避免了"白大衣高血压"，因此ABPM可用于鉴别"白大衣高血压"和隐蔽性高血压，诊断单纯性夜间高血压。

（一）动态血压记录仪的分类

动态血压记录仪是指能反映血压动态变化的仪器，分为以下两类。

1. 袖带式动态血压记录仪

袖带式动态血压记录仪的优点是可定时给袖带充气，测量肱动脉血压，并自动存储数据，一天最多可存储200多个血压值，然后在全机回收系统分析打印出血压值。缺点是测量时需要频繁地充气和放气，晚间影响患者休息，此外，肢体活动可能干扰测量值，导致测量结果不准确。

2. 指套式动态血压记录仪

指套式动态血压记录仪是指在指套上安装一个压力传感器，用来测量手指的动脉血压。用这种血压记录仪测量时，虽然不影响休息，也可以在站立位时测量血压，但是手指的活动较多，可能会使血压有较多误差。

另一种指套式动态血压记录仪是用来测量脉搏传导时间的，将脉搏传导时间输入电脑计算出收缩压、舒张压和平均压，它不受体位和肢体活动的影响，测量时患者无感觉，因此也不影响患者休息，每天可测量2000次以上。所以，这种血压记录仪测得的一系列血压，可以真实反映患者日常活动时的血压变化情况。

（二）动态血压监测的优点和缺点

1．优点

无观察误差和读数选择偏差；有较多血压读数，可获得24小时、白天、夜间和每小时的血压均值，24小时血压均值有较好的重复性；无"白大衣高血压"和安慰剂效应，能够科学地评估短时血压变化、昼夜血压改变和降压治疗后24小时血压控制情况。

2．缺点

（1）每次测得的血压读数不一定准确，尤其是在活动时。

（2）受睡眠质量的影响，每小时血压均值的重复性较差。

（3）费用较高。

（三）动态血压监测在临床上的应用

1．诊断"白大衣高血压"

"白大衣高血压"是指未经治疗的高血压患者，呈现在诊室中所测量血压始终增高，而在诊室以外环境时日间血压不高，同时动态血压监测正常的现象，而我国医护人员普遍穿的都是白色的工作服，所以被称为"白大衣高血压"。实际上这类人群并不是真正的高血压患者，而是因为害怕得高血压，医护人员为其测量血压时会比较紧张，导致血压偏高的假象，这种现象很常见，与患者的心理因素有关，是由于患者看到医生后过分紧张造成的。目前研究发现"白大衣高血压"可能是处于正常血压与持续性高血压之间的一种中间状态，青年人、女性、非吸烟人群的发病率较高。因此对于"白大衣高血压"人员应加强随访观察。

2．诊断隐蔽性高血压

隐蔽性高血压是指诊室血压正常，但ABPM高于正常值，这一类患者又被称为"反白大衣高血压"患者。这类患者表现为对日常生活中的应激状况或运动有较强的升压反应，多见于男性、老年人、糖尿病患者、患有代谢综合征的人群、诊室血压在正常高值者。隐蔽性高血压患者在确诊时大部分人已经有微量蛋白尿和左心室肥厚等明显靶器官损害。如

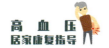

果临床上有难以解释的明显靶器官损害，例如鼻出血、眼底出血、心力衰竭等，应高度怀疑隐蔽性高血压，其诊断主要依靠ABPM。对这类患者来说，应该积极实施降压治疗，尽可能逆转靶器官损害。

3. 诊断单纯夜间高血压

单纯夜间高血压是指受检者24小时动态血压监测结果表现为单纯夜间血压升高（≥120/70mmHg），而白天血压正常（<135/85mmHg）。这种新的高血压临床类型在中国人中患病率约为10%。

4. 了解老年高血压的特殊表现

老年高血压患者由于动脉血管僵硬、顺应性减退、血管压力感受器的调节功能障碍等因素，血压波动性很大，易出现特殊情况，如单纯型收缩期高血压、"白大衣高血压"、饭后低血压以及直立性低血压等。ABPM既可以早期发现高血压，又可以避免过度治疗引起严重低血压。

5. 观察异常的血压节律与变异

正常人24小时血压节律呈"双峰一谷"规律：上午6—10时上升，下午4—6时又上升，以后缓慢下降直至凌晨2—3时的最低谷值。这样变化形成的昼夜血压波动曲线状如长勺，我们形象地称这种血压为"勺型血压"。血压的这种昼夜节律变化可适应机体活动，能有效保护心、脑、肾等重要器官的结构和功能。对高血压患者进行24小时动态血压监测，如果夜间血压下降的幅度超过白天血压下降幅度的10%，称为"勺型血压"；如果超过20%称为"超勺型血压"；如果不足10%称为"非勺型血压"；如果夜间血压反而比白天血压要高，称为"反勺型血压"。这是高血压患者一天内的短时血压变异性，这种变异性无论减小或增大都将影响人体功能自我调节，造成相应器官损害，从而导致许多疾病的发生有关。

6. 评估降压疗效

24小时内、白昼和夜间血压的下降幅度，即服药前与服药后的血压差，能有效反映血压降低的程度。服药后18~24小时的平均降压幅度可以帮助我们评价药物的持续降压能力。ABPM可通过测量降压幅度指导药物治疗，帮助选择药物、调整剂量与给药时间。

第一章 什么是血压

（四）动态血压监测的注意事项

（1）使用经过国际标准方案认证的动态血压监测仪，并定期校准。

（2）通常白天每 15~20 分钟测量 1 次，晚上睡眠时间每 30 分钟测量 1 次。应确保整个 24 小时期间血压的有效监测，每小时至少有 1 个血压读数；有效血压读数应达到总监测次数的 70% 以上，白天血压的读数 ≥ 20 个，夜间血压的读数 ≥ 7 个。

（3）ABPM 指标：24 小时、白天（清醒活动）、夜间（睡眠）收缩压和舒张压平均值根据 ABPM 数值得到。

（4）ABPM 的高血压诊断标准：24 小时平均血压 ≥ 130/80mmHg，白天平均血压 ≥ 135/85mmHg，夜间平均血压 ≥ 120/70mmHg。

（姜玉蓉　赵韶华　郭琳琳）

第三节　为什么每次测量血压的结果都不同

一、影响因素

我们的血压时时刻刻都在变化，它容易受许多因素的影响，如体力活动的水平、情绪紧张的程度、周围环境的变化以及不同的生理、病理情况等。

1. 昼夜 24 小时血压波动

上午 9—10 时血压最高，以后逐渐下降，于夜间睡眠中血压降到最低点，睡醒时血压可上升 40mmHg 左右。这种昼夜 24 小时的血压波动主要与人体血浆去甲肾上腺素水平的变化及压力性感受器的敏感性有关。

2. 年龄

老年人由于压力性感受器的敏感性较低，血压波动较大。

3. 睡眠对血压的影响

过度劳累或睡眠不佳时，血压稍有升高。

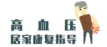

4. 环境对血压的影响

受寒冷刺激血压可上升，在高温环境中血压可下降。

5. 精神因素对血压的影响

紧张、恐惧、害怕、兴奋及疼痛等精神状态的改变，易致收缩压升高，而舒张压无变化。这是由于精神因素引起高级神经活动紊乱，致使调节血压的高级自主神经中枢反应性增强，血液中血管活性物质如儿茶酚胺等分泌增多，小动脉痉挛收缩，血压升高。此外，饮食、吸烟、饮酒等也会影响血压值。

6. 呼吸对血压的影响

由于呼吸过程中胸腔容积发生变化，引起胸膜腔内压改变影响到静脉回流，一般吸气过程和呼气过程的血压相差4~5mmHg。

二、注意事项

1. 多次测量

由于人的血压处在不断变化之中，我们不能仅凭一次血压的测量值来确定个体的血压水平；在舒适安静的环境和恰当的操作技术条件下，多次重复检查血压是十分必要的。同样，对于一次血压测量值，不能因为与自己记忆的血压值不一致，就认为测量仪器不准确。

2. 测量前的准备

测量血压的时候要保持安静，测量血压前最好能把膀胱中的尿液排净，前半个小时内，不能抽烟，不能饮酒，也不能喝一些含有咖啡因的饮料。

3. 测量部位

（1）当我们在测量血压的时候，位置一定要找准确。通常是绑住大半个手臂，其中最主要的就是肱动脉。测量时最好光着手臂，袖带不宜绑得过紧，也不宜绑得过松。最好的松紧度就是在绑好之后，在袖带和手臂之间能够伸进1~2根手指为宜。

（2）很多人测量血压的时候，随机选择测量左手臂或者是右手臂。

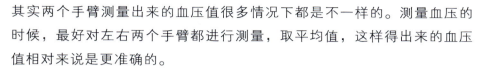

第一章 什么是血压

其实两个手臂测量出来的血压值很多情况下都是不一样的。测量血压的时候，最好对左右两个手臂都进行测量，取平均值，这样得出来的血压值相对来说是更准确的。

4．测量时间

有很多人，可能在吃完饭之后觉得有点不舒服，感觉血压有点上升，然后就立刻去测量血压了。这个时候测量的血压值是极度不稳定的，人体进食之后的血压值一般都是比较高的。建议测量血压的时候，最好是空腹。空腹状态下测量的血压值相对来说是比较准确的。

5．其他

（1）很多人在测量血压的时候，下意识地就会把袖子卷起来。把袖子卷起来的时候，袖口紧勒在胳膊上，非常容易导致血液流通不畅。把袖子卷起来测量出来的血压值，相对来说也是不准确的。最好是把外套脱了进行测量。

（2）测量血压的时候要保持安静，说话也会导致血压变得不稳定。

总之，想要有效避免高血压带来的多种伤害，在日常生活中，我们就要注意定期测量血压，然后有针对性地维持血压值的稳定，有效预防高血压带来的各种并发症。在测量血压的时候，一定要采取正确的姿势，并减少测量血压的误区，避免测量出来的血压值不准确。

（陈　康）

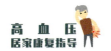

第二章　为什么会得高血压

第一节　你确定自己得了高血压吗

我们都知道，要确定自己是否得了高血压，第一件事就是得测量血压。关于怎样正确地测量血压我们在前面已经说过了，现在就来聊一聊怎样确定自己得了高血压呢？

目前我国的高血压诊断标准是指在没有使用任何降压药的情况下，不是同一天，在医院里测得的血压值有3次出现了收缩压≥140mmHg和/或舒张压≥90mmHg的情况，就可以诊断为高血压。

如果是在家里自测，建议每日早、晚测量血压，每次测量应在坐位休息5分钟后，测2~3次，每次间隔1分钟。连续测量5~7天，当血压平均值≥135/85mmHg（去除第1天读数）时即为高血压。如果是使用动态血压仪测量，测量出的24小时平均压≥130/80mmHg；或者白天血压平均值≥135/85mmHg；夜间血压平均值≥120/70mmHg也可以明确诊断为高血压。

对于患者年龄≥65岁的高血压类型，可以定义为老年高血压。若收缩压≥140mmHg，但舒张压＜90mmHg，则为老年收缩期高血压。目前正在使用降压药的高血压人群，即使血压值低于140/90mmHg，仍然属于高血压患者。

根据血压升高水平，我们可以进一步将高血压分为1级、2级和3级。此外，我们把高血压根据血压水平、心血管危险因素、靶器官损害、临床并发症进行心血管风险分层，分为低危、中危、高危和很高危4个层次（表2-1-1）。①心血管危险因素包括：高血压，男性＞55岁、女性＞

第二章 为什么会得高血压

65岁，吸烟或被动吸烟，糖耐量受损（2小时血糖7.8~11.0mmol/L）和/或空腹血糖异常（6.1~6.9mmol/L），血脂异常（总胆固醇≥5.2mmol/L或低密度脂蛋白≥3.4mmol/L或高密度脂蛋白＜1.0mmol/L），早发心血管疾病家族史（一级亲属发病年龄＜50岁），腹型肥胖（腰围：男性≥90cm，女性≥85cm）或肥胖（体质指数≥28kg/m²），高同型半胱氨酸血症（≥15μmol/L）。②靶器官损害包括：左心室肥厚、动脉粥样斑块、肾小球滤过率降低或血清肌酐轻度升高、微量白蛋白尿。③伴发的临床疾病指心、脑、肾等重要器官及外周血管疾病，例如脑出血、缺血性脑卒中、短暂性脑缺血发作、心肌梗死、心绞痛、冠状动脉血运重建、慢性心力衰竭、心房颤动、糖尿病、肾功能受损、外周血管疾病、视网膜病变等。

表2-1-1 心血管风险水平分层

心血管危险因素和疾病史	1级高血压	2级高血压	3级高血压
无	低危	中危	高危
1~2个危险因素	中危	中/高危	很高危
≥3个危险因素，靶器官损害，或慢性肾脏疾病3期，无并发症的糖尿病	高危	高危	很高危
临床并发症，或慢性肾脏疾病≥4期，有并发症的糖尿病	很高危	很高危	很高危

（张 雪）

第二节 有这些表现就是高血压吗

一、常见的临床表现

高血压会有哪些表现，我们又该如何在早期就发现高血压呢？一般

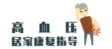

而言，早期高血压的临床表现多种多样、因人而异，而且没有特异性，往往容易被大家忽略，或被认为是累了、压力大、亚健康，等等。高血压患者比较常见又容易被忽视的临床表现主要有以下几种。

1. 头痛

头痛是高血压常见的症状之一，可表现为持续性钝痛或搏动性胀痛，血压过高时小动脉显著收缩，脑部血管收缩力差，于是流入脑部的血液就会相应地增多，引发动脉充血扩张产生疼痛感。甚至有时还会出现恶心、呕吐的情况，多在血压突然升高时出现，可能是向恶性高血压转化的一种信号。

2. 头晕

头晕往往是高血压患者最常出现的症状。长期高血压会导致脑部供血不足，产生头晕，血压的波动也会造成血管抑制性头晕。在女性患者中这种表现比较多，会在突然蹲下或起立时发作。

3. 失眠

持续升高的血压可能会导致大脑皮质和自主神经出现功能失调，从而间接地引起入睡困难、睡眠不踏实、易做噩梦、易惊醒等症状。

4. 耳鸣

高血压会导致内耳动脉硬化和痉挛，因供血不足，使听觉神经功能发生退化。高血压引起的耳鸣主要表现为耳朵里会听到断断续续嗡嗡作响的声音，它的特点是双耳耳鸣多为间断性，持续的时间比较长。

5. 肢体麻木

血压波动或升高时，全身小动脉会出现痉挛，造成血管收缩功能紊乱，或者是动脉硬化，引起肢体局部供血不足，出现四肢麻木，特别是那些长期高血压得不到良好控制的患者，肢体麻木的症状会更加明显。

二、靶器官损害表现

高血压靶器官损害是指高血压引起或伴随的心、脑、肾、血管及其他器官的损害。从上文我们可以看到，高血压的临床表现比较隐匿，而

第二章 为什么会得高血压

且缺乏特异性,所以就需要我们平时注意定期监测血压,并定期进行全身体格检查以评估高血压对重要器官的损害情况。高血压往往会造成脑卒中或一过性脑缺血、冠心病、心力衰竭、心房颤动、外周血管病、糖尿病、痛风、血脂异常、性功能异常和肾脏疾病等。我们除了测量血压以外,根据个人身体情况,可能还需要进行以下部分或全部检查,包括血生化检查,血常规,尿常规,心电图,超声心动图,颈动脉超声,口服葡萄糖耐量试验,眼底检查,胸部 X 线检查,脉搏波传导速度以及踝臂血压指数等。

如果高血压患者还没出现靶器官损害的临床症状时,就检查出了器官损害并及时治疗,那么这些损害是可以逆转的,也能避免进一步发展成为临床并发症。因此,我们需要高度警惕高血压患者的靶器官损害,并将早期发现靶器官损害的表现作为判别高血压的重要内容,特别是检出无症状性亚临床靶器官损害更有价值。为了便于开展亚临床靶器官损害的筛查和防治,我们着重谈一下如何识别高血压靶器官损害。

1. 心脏

高血压对心脏的损害早期往往表现为左心室肥厚,常用的检查方法包括心电图、超声心动图。心电图简单易行,可以作为左心室肥厚的筛查方法,而超声心动图检查的敏感性更优于心电图。其他还可以用于评估高血压心脏损害的方法有:胸部 X 线检查、运动试验、心脏同位素显像、计算机体层血管成像(CTA)、磁共振成像(MRI)及磁共振血管成像(MRA)、冠状动脉造影等。

2. 脑

长期高血压会导致脑动脉硬化、斑块、狭窄,甚至闭塞,严重的会出现脑梗死,突发急性高血压还会造成脑出血等危及生命的情况。因此早期发现高血压导致的脑血管病变对于改善预后有重要意义。此时,我们可以通过经颅多普勒超声来发现脑血管痉挛、狭窄或闭塞,必要时可以做 MRA 或 CTA 来发现脑腔隙性病灶、无症状性脑血管病变(如颅内动脉狭窄、钙化和斑块病变、血管瘤)以及脑白质损害。另外还可以通

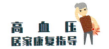

过简易的精神状态量表来筛查认知功能障碍。

3. 肾脏

高血压对肾脏的损害主要表现为血清肌酐升高、估算的肾小球滤过率降低（eGFR），或尿白蛋白排出量增加。高血压患者，尤其合并糖尿病时，应定期检查尿白蛋白排泄量，监测24小时尿白蛋白排泄量或尿白蛋白/肌酐比值。eGFR是一项判断肾脏功能简便而敏感的指标，而血清尿酸水平增高，也可以预测心血管疾病风险。

4. 眼睛

高血压患者的小血管病变往往可以通过筛查视网膜动脉病变来判断。因此对于高血压伴糖尿病患者而言，为了明确高血压及糖尿病造成的眼底改变，常规进行眼底检查尤为重要。按Keith-Wagener和Barker四级分类法，在检眼镜下观察到3级或4级高血压眼底则提示高血压已经比较严重了。

5. 周围血管

高血压患者颈动脉内膜中层厚度增加，出现粥样硬化斑块，大动脉僵硬度也增加。脉搏波传导速度增快就是提示大动脉僵硬度增加的"金标准"。另外，我们可以通过检测踝臂血压指数来有效筛查外周动脉疾病。

三、特殊人群的临床表现特点

前文提到的都是在高血压患者中比较常见的表现，但在一些特殊人群和特殊类型的高血压患者中，高血压的表现又各有各的特点。

1. 老年高血压

（1）前文我们提过，对于患者年龄≥65岁的高血压类型，可以定义为老年高血压。若收缩压≥140mmHg但舒张压<90mmHg，则为老年收缩期高血压。老年人因为血管老化、僵硬度增加，他们的高血压往往表现为收缩压增高，舒张压正常甚至偏低，脉压增大，因此收缩期高血压是老年高血压最常见的类型，占老年高血压的60%~80%，在大于70岁的高血压人群中，甚至可高达80%~90%。收缩压增高明显往

第二章　为什么会得高血压

往会增加脑卒中、冠心病和终末期肾病的发生风险，因此老年高血压容易出现并发症。

（2）老年高血压患者因为血管顺应性差、神经内分泌调节异常，所以血压波动性大，表现为出现直立性低血压、卧位高血压，以及餐后低血压者增多。血压波动大导致老年高血压患者容易发生脑血管意外、急性心肌梗死、急性心力衰竭等危险事件，同时也会影响治疗效果，增加不良预后。

（3）老年高血压患者多见夜间低血压或夜间高血压，清晨高血压也增多，血压昼夜节律异常较年轻人更多见，因此我们建议重视老年人的清晨血压。控制好清晨血压，保证全天血压平稳、节律正常，是减少心血管疾病发生的重要措施。

（4）由于老年人易焦虑、自主神经调节紊乱多见，因此"白大衣高血压"和假性高血压增多。所以较之诊室血压监测，进行24小时动态血压监测及家庭血压监测就显得尤为重要。

（5）老年高血压患者常常合并有多种疾病，如冠心病、心力衰竭、脑血管疾病、肾功能不全、糖尿病等，病情更复杂，治疗难度更大。

2. 儿童与青少年高血压

（1）儿童与青少年（指18岁以下人群）时期发生的高血压，以原发性高血压为主，且随着年龄增大原发性高血压的比例也升高，在青春期前后发生的高血压多为原发性高血压。我们发现与儿童高血压关联性最大的危险因素是肥胖，30%~40%的儿童原发性高血压伴有肥胖。其他相关的危险因素则有家族高血压史、低出生体重、早产、盐摄入过多、睡眠不足及体力活动缺乏等。

（2）儿童与青少年高血压多数表现为血压水平的轻度升高（1级高血压），通常没有不适感，无明显临床症状。除非定期体检时测量血压，否则不易被发现。根据2010年全国学生体质调研报告，我国中小学生的高血压患病率为14.5%，男生高于女生（男生占比为16.1%，女生占比为12.9%）。经过多个时间点测量血压得到的儿童高血压的患病率

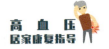

为4%~5%。所以中小学生日常体检时也不能忽视对血压的检测。

（3）当儿童与青少年表现为血压显著升高时就需要高度怀疑继发性高血压的可能了。儿童与青少年继发性高血压的病因比较明确，如肾脏疾病、主动脉缩窄、内分泌疾病或药物影响等，其中肾脏疾病是儿童继发性高血压的首位病因，占继发性高血压的80%左右。

（4）由于儿童与青少年高血压不易被发现，所以有30%~40%的儿童在被诊断为高血压的时候已经出现靶器官损害的早期表现，其中以左心室结构改变为主，其他改变包括血管内膜中层增厚、大中动脉弹性降低、肾脏功能下降和眼底动脉硬化等。如果儿童与青少年高血压持续至成年，在没有干预的情况下，约有40%的患者发展成为成年高血压。

3. 妊娠高血压

我们发现，孕妇中有5%~10%合并有高血压，其中70%是妊娠期出现的高血压，其余30%在妊娠前就已经存在高血压。妊娠高血压分为妊娠高血压、先兆子痫或子痫、妊娠合并慢性高血压、慢性高血压并发先兆子痫或子痫。

（1）妊娠高血压为妊娠20周后发生的高血压，不伴有明显的蛋白尿，分娩后12周内血压恢复正常。

（2）先兆子痫指的是妊娠20周后的血压升高伴有蛋白尿或无蛋白尿但伴有心、肺、肝、肾、血液系统、消化系统及神经系统等其他器官和系统受累；子痫是指在先兆子痫的基础上发生不能用其他原因解释的抽搐。

（3）妊娠合并慢性高血压是指妊娠前即存在或妊娠前20周出现的高血压，或妊娠20周后出现高血压而分娩12周后血压仍持续升高。

（4）慢性高血压并发先兆子痫或子痫是指妊娠前或妊娠20周前出现高血压，并在妊娠过程中发生先兆子痫或子痫。先兆子痫与子痫的诊断标准如上文所述。

妊娠高血压有增加胎盘早剥、脑出血、弥散性血管内凝血、急性肝功能衰竭、急性肾衰竭及胎儿宫内发育迟缓等并发症的风险，是孕妇和

第二章 为什么会得高血压

胎儿死亡的重要原因之一。而大部分妊娠高血压患者在孕前血压多为正常,因此我们强烈建议孕妇定期产检,遵照医嘱监测整个妊娠期的血压、血常规、尿蛋白、肝肾功能等,以便早发现、早干预。

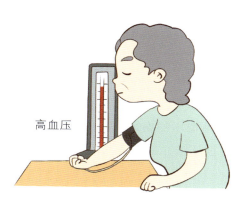

高血压

(四)围术期高血压

围术期高血压是指从确定手术治疗到与本手术有关的治疗基本结束期间,患者的血压升高幅度大于基础血压的30%,或收缩压≥140mmHg和/或舒张压≥90mmHg。围术期高血压往往发生于既往有高血压史,术前血压控制不理想,有继发高血压或颅内高压者,有紧张、焦虑、恐惧等心理障碍,尤其是舒张压>110mmHg者易发生围术期血压波动。常见的易发生围术期高血压的手术有头颈部、腹部主动脉、外周血管、腹腔和胸腔等手术,心脏、大血管手术(颈动脉内膜剥脱术、主动脉手术),神经系统和头颈部手术,肾脏移植以及大的创伤(烧伤或头部创伤)手术等更易发生严重的围术期高血压。

(张 雪)

第三节 高血压有分型吗

高血压是目前世界上患病率较高的一类慢性疾病,大家对高血压这

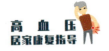

个疾病既熟悉又陌生，熟悉的是身边的亲朋好友总有人罹患此病；陌生的是得了高血压到底应该如何治疗？同是高血压患者，为什么有的人血压容易控制，有的人吃了多种降压药，血压还是很高？其实高血压可分为多种类型，不同类型的高血压，治疗方法不同，预后也不同，下文就高血压的分型及每种类型的高血压的发病机制做简单的介绍。

一、原发性高血压

原发性高血压多为遗传和环境因素共同作用的结果，占高血压患者的 95% 以上。原发性高血压的病因和发病机制复杂，迄今尚未完全阐明。现简要介绍原发性高血压的主要发病机制。

1. 遗传因素

原发性高血压具有遗传倾向，它是一种多基因遗传性疾病，其基因表达在很大程度上受环境因素的影响。目前认为可能影响高血压的候选基因数目为 100 余种，其中包括编码血管紧张素原（AGT）的基因（M235T、T174M）、血管紧张素转换酶（ACE）基因、血管紧张素受体（ATI）基因、醛固酮合成酶基因（CYPIIB2）、Na^+-H^+ 交换基因、NO 合成酶基因、内皮素受体基因、热休克蛋白基因等。随着对这些基因变异的逐渐认识，为今后高血压的基因治疗提供了可能。

2. 交感神经系统活化

交感神经广泛分布于心血管系统，交感神经系统的活化是原发性高血压发生的始动因素。当交感神经活性增加时所释放的儿茶酚胺不仅作用于心脏，还可作用于血管壁，引起心率加快、心肌收缩力增强、心输出量增加，以及小动脉收缩、外周阻力增加，最终导致血压升高。

3. 肾素 – 血管紧张素 – 醛固酮系统（RAAS）的活化

正常情况下 RAAS 处于一个相对平衡的状态，具有调节血管张力、稳定血压、维持水和电解质平衡等作用。RAAS 的调节异常已成为高血压发生的重要病理机制。当 RAAS 活化后产生过多的血管紧张素Ⅱ（AngⅡ），AngⅡ通过多种途径引起血压升高，其中包括肾脏血管收缩、醛

第二章　为什么会得高血压

固酮合成和释放增加、近端肾小管对钠离子的重吸收增加等。在长期的血压调节中，RAAS 通过肾脏对体液容量的调节较对外周血管阻力的调节更为重要。研究已证实肾脏组织局部的 RAAS 和全身循环中的 RAAS 对高血压的发生起着同等重要的作用。

4. 肾脏功能与高血压

肾脏不仅能够分泌升压和降压物质（前列腺素、缓激肽等），还可通过对水钠代谢的调节影响血压的变化。肾功能的异常可导致水钠潴留和血容量增加，从而引起血压升高。动脉血压和肾脏水钠代谢的关系被称为压力－利尿机制，这种作用主要是通过细胞外液量和血容量的变化而反馈性调节血压的。当动脉血压升高时，肾脏的排水和排钠量，即尿量明显增加，此时血容量将减少；由于血容量减少，心输出量降低，血压会适应性地下降。当各种原因导致压力－利尿机制发生障碍就会引起高血压的发生。

5. 盐敏感性高血压

流行病学调查表明，饮食摄入盐量与血压呈正相关。肾脏对盐敏感性高血压的发生起着非常重要的作用。正常生理状态下，人体摄入过多的盐可抑制 Ang Ⅱ 的产生和释放，促进钠的排泄，保持体内水和钠的平衡。相反，如果食盐量减少，Ang Ⅱ 分泌增多，肾脏对钠的重吸收增加。盐敏感者在盐负荷后，尿钠排泄量减少，细胞内钠含量增加，血浆去甲肾上腺素水平增高，血压上升。此外，摄入过量的盐可加速小肠对胆固醇的吸收，诱发动脉血脂沉积，导致内皮功能异常，引起血压升高。利尿剂主要是通过减少体内钠而产生降压效应的。世界卫生组织建议每人每天摄盐量控制在 6 克以下。

6. 胰岛素抵抗

胰岛素抵抗与高血压的关系密切。临床上发现高血压常伴有胰岛素浓度升高，产生胰岛素抵抗。高胰岛素血症引起高血压的可能机制：肾小管钠再吸收增加，引起水钠潴留；交感神经系统活性增强，血中释放去甲肾上腺素增加，收缩压上升；调节离子转运的 Na^+-K^+-ATP 酶和

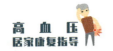

Ca^{2+}-ATP 酶活性降低等，促进小动脉血管平滑肌增殖，小动脉血管平滑肌对血管活性物质和儿茶酚胺的收缩效应增强，促进高血压的形成。目前认为胰岛素抵抗与高血压的发生、预后和治疗都有密切关系，是心血管疾病的独立危险因素。

二、特殊类型的高血压

（一）老年高血压

随着人们生活水平的提高，膳食结构不合理现象的普遍化，人口老龄化的加剧，老年高血压的患病人群日益增加。至2017年底，全国65岁及以上老年人口为 15 831 万人，占总人口的 11.4%。流行病学调查表明，我国老年人中收缩期高血压的罹患率为 21.5%，65~85 岁的老年高血压患者中收缩压 >140mmHg，舒张压 <90mmHg 的占 62%，而舒张压 >90mmHg 的仅占 8.2%。

1. 老年高血压的临床特点

（1）收缩压升高：老年人收缩压随年龄增大而增加，舒张压在60岁以后呈降低趋势。与舒张压相比，收缩压与心、脑、肾等靶器官损害的关系更为密切，是心脑血管事件更重要的独立预测因素。

（2）脉压增大：脉压是反映动脉弹性功能的指标，与生理性老化和多种导致血管老化的疾病相关。70岁以上的高血压人群中，脉压增大可达 80%~90%。老年人的脉压可达 50~100mmHg。多项研究显示，老年人脉压与全因死亡、心血管死亡、脑卒中和冠心病的发病呈正相关。

（3）血压正常的昼夜节律趋于减弱或消失：夜间低血压或夜间高血压多见，清晨高血压也增多。健康成年人的夜间血压水平较日间降低 10%~20%（勺型血压）。老年高血压患者常伴有血压昼夜节律的异常，表现为夜间血压下降幅度 < 10%（非勺型血压）或 > 20%（超勺型血压），甚至夜间血压反较白天升高（反勺型血压），血压昼夜节律异常更易发生心、脑、肾等靶器官损害。老年高血压患者非勺型血压发生率

第二章　为什么会得高血压

可达 60% 以上。

（4）血压波动大，易发生直立性低血压和餐后低血压：直立性低血压是指从卧位改变为直立体位（或至少 60° 的直立倾斜试验）3 分钟内，收缩压下降 ≥ 20mmHg 或舒张压下降 ≥ 10mmHg，同时伴有头晕或晕厥等脑循环灌注不足的症状。餐后低血压为进餐后 2 小时内收缩压下降 ≥ 20mmHg 或餐前收缩压 ≥ 100mmHg、餐后收缩压 < 90mmHg，并于进餐后出现头晕、晕厥、心绞痛等低血压相关症状。以早餐后血压变化最为明显，是导致老年人晕厥的重要原因。

（5）"白大衣高血压"增多：未经治疗的老年高血压患者，易出现在医院诊室中所测血压始终增高，而在诊室以外环境时日间血压不高，同时动态血压监测正常的情况。老年人诊室高血压比较常见，易导致过度降压治疗。

（6）容易漏诊、误诊的高血压

1）继发性高血压：如果血压在短时间内突然升高、原有高血压突然加重，或应用多种降压药治疗后血压仍难以控制，应注意排除继发性高血压。如肾血管性高血压、肾性高血压、原发性醛固酮增多症嗜铬细胞瘤及睡眠呼吸暂停低通气综合征等。

2）隐匿性高血压：隐匿性高血压是指患者在诊室内血压正常，动态血压监测和家庭血压监测均显示血压升高的临床现象。诊断标准：诊室血压 < 140/90mmHg，家庭血压监测收缩压 ≥ 135mmHg 和 / 或舒张压 ≥ 85mmHg；动态血压监测日间收缩压 ≥ 135mmHg 和 / 或舒张压 ≥ 85mmHg。隐匿性高血压患者靶器官损害风险增加。

3）假性高血压：假性高血压是指使用袖带法所测量血压值高于动脉内测压值的现象，收缩压升高 ≥ 10mmHg 或舒张压升高 ≥ 15mmHg，多见于严重动脉硬化老年患者。肱动脉钙化和僵硬导致血压袖带充气加压后难以压缩，听诊测得血压高于动脉内压。持续血压高无明显靶器官损害或经降压药治疗后出现低血压症状而袖带血压仍持续升高的老年人应注意排除假性高血压。可通过测定无创中心动脉压或直接测量动脉内压力获得准确的血压值。

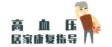

2. 老年高血压的发病机制

（1）随着年龄的增长，人体组织会发生变化，动脉僵硬、血管内皮结构及功能失常、血管内炎症改变、神经－体液因子激活等因素都可能诱发高血压。老年人因大动脉粥样硬化，小动脉内膜渐呈现肥厚，胶原基质形成，导致大动脉弹性功能、储藏功能直线下降，表现为收缩压升高，舒张压下降，使血管内膜更易受损，血管顺应性及弹性降低。

导致血管壁僵硬的主要原因有：①血管结构发生了改变。②血管内皮功能失常。③血管壁硬度增高，弹性下降。④环境和遗传因素的影响：有报道表明饮食与老年高血压患者血管壁僵硬度情况相关，且存在着家族聚集性，遗传因素对高血压造成的器官损害有一定影响。

（2）老年人心脏结构改变，如左心室心肌纤维化、室壁增厚、顺应性下降，导致老年高血压患者心脏舒张和收缩功能下降，左心室收缩末压升高、心脏负荷增加、心房扩大，更容易发生心功能不全和心律失常。年龄增长相关的肾脏结构改变导致肾脏血流量减少、肾小球滤过率降低、肾小管浓缩和分泌功能受损、肾脏排钠功能减退、盐敏感性增加，使细胞外容量增加和水钠潴留；长期的高血压促进肾血管灌注压自身调节的阈值升高并加剧了肾功能减退。

（3）老年高血压患者的压力感受器敏感性下降，使老年人对血压波动缓冲能力及调节能力降低。血管僵硬度增加、顺应性减退、内皮功能异常使自身对血管内压力变化的调节能力下降、血压调节功能受损，进而使老年高血压患者血压变异性增大。

（二）儿童与青少年高血压

随着经济、社会的发展，人们的膳食模式及生活习惯的改变和遗传因素等的影响，高血压发生的年龄越来越呈现年轻化的趋势，儿童与青少年高血压患病率显著升高。根据国际标准，3次或3次以上不同时刻平均收缩压和/或舒张压≥同性别、年龄及身高的儿童与青少年血压的第95百分位数（P95）可诊断为高血压；一次的收缩压和/或舒张压达到2级高血压分界点时，也可诊断为高血压，见表2-3-1。

第二章 为什么会得高血压

表 2-3-1 儿童与青少年血压的分类分级

	1~13 岁	>13 岁
正常血压	<第 90 百分位数	<120/80mmHg
血压升高	第 90~95 百分位数或 120/80mmHg 至第 95 百分位数（取较低者）	120/<80mmHg 至 129/<80mmHg
1 级高血压	≥第 95 百分位数或第 95 百分位数 +12mmHg 或 130/80~139/89mmHg（取较低者）	130/80~139/89mmHg
2 级高血压	≥第 95 百分位数 +12mmHg 或 ≥140/90mmHg（取较低者）	≥140/90mmHg

注：1mmHg=0.133kPa

1. 儿童与青少年高血压的原发性病因及影响因素

儿童高血压是遗传和环境因素长期共同作用而形成的，其影响因素包括超重和肥胖、年龄和性别、地域差异、膳食和生活习惯、遗传因素、心理和环境因素，以及睡眠质量等。

（1）超重和肥胖：儿童与青少年高血压的发生发展与超重和肥胖密切相关。研究发现儿童与青少年高血压与肥胖呈正相关，肥胖儿童高血压的患病率甚至达到正常体重儿童的数十倍，且肥胖出现的时间越早，其持续时间就越长，儿童发生高血压的可能性就越大。

（2）年龄和性别：国内相关研究显示，在不同地理环境、文化背景和社会经济人群的血压研究中，儿童与青少年血压随年龄的增长呈升高的现象。同时也有研究证实，性别也是儿童与青少年高血压的影响因素，男性高血压的检出率高于女性。

（3）地域差异：我国儿童与青少年高血压存在着明显的地域差异，城市儿童的超重和肥胖患病率高于农村，受遗传及个人身体状况等因素的影响，总体表现为北高南低。

（4）膳食和生活习惯：研究表明，饮酒、喝咖啡、高盐膳食等和儿童与青少年高血压有关，高盐膳食的儿童与青少年人群患高血压的概

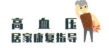

率显著高于低盐膳食人群。膳食中每增加1克盐，儿童收缩压和舒张压分别上升0.4mmHg和0.6mmHg。也有学者认为高糖饮食也会增加儿童与青少年高血压的患病率。此外，大量研究证实，吸烟和饮酒也是增加儿童与青少年高血压的重要危险因素。吸烟不仅影响儿童与青少年的肺功能，导致肺活量下降，还会导致高血压患者对降压药的敏感性下降。而长期过量饮酒导致高血压的发病率增加，可能与肾素－血管紧张素－醛固酮系统被激活有关。

（5）遗传因素：遗传是儿童与青少年高血压的重要危险因素，是多基因和环境综合作用的结果。有高血压家族史的儿童与青少年相对于无高血压家族史的儿童与青少年，高血压患病率更高。

（6）心理和环境因素：心理因素也是儿童与青少年高血压的发病重要危险因素。有研究报道，心理因素如抑郁、焦虑、失眠与青少年高血压密切相关，且焦虑情绪与舒张压呈正相关。此外，环境污染的增加与儿童血压升高有关，因儿童与青少年时期特殊的生理特征，导致他们对环境中毒物的易感性比成人高。

（7）睡眠质量：睡眠质量是血压的重要影响因素，有大量研究报道了睡眠时间和血压之间的关联性。在现代社会环境中，由于学习紧张、学习压力大，很多儿童与青少年养成了晚睡的习惯。有调查显示睡眠质量下降对舒张压、收缩压均有影响，而睡眠不足又可能导致血压异常，增加高血压的患病风险。有研究认为，睡眠时间＜6小时可以导致血压升高，然而睡眠时间＞8小时也会导致高血压，但其风险较短时间睡眠低。该研究从保证睡眠时长与质量的角度，为高血压的一级预防提供了理论依据。

2. 儿童与青少年高血压的常见继发性病因

（1）肾实质和肾血管性疾病，是最常见的继发性原因。

（2）心血管系统疾病，包括主动脉缩窄等。主动脉缩窄的儿童与青少年，术后1~14年，45%患隐匿性高血压。

（3）内分泌性高血压，如库欣综合征、原发性醛固酮增多症等。虽然所占比例较小，但如果明确诊断，对后续治疗非常有益。

第二章 为什么会得高血压

（三）妊娠高血压

妊娠高血压为多因素发病，可存在各种母体基础病理状况，也受妊娠期环境因素的影响。妊娠期间病情缓急不同，可呈现进展性变化并可迅速恶化。

1. 妊娠高血压的分类

（1）妊娠高血压：妊娠 20 周后首次出现高血压，收缩压 ≥ 140mmHg（1mmHg=0.133kPa）和/或舒张压 ≥ 90mmHg，于产后 12 周内恢复正常；尿蛋白检测阴性。收缩压 ≥ 160mmHg 和/或舒张压 ≥ 110mmHg 为重度妊娠高血压。

（2）先兆子痫或子痫：①先兆子痫：妊娠 20 周后出现收缩压 ≥ 140mmHg 和/或舒张压 ≥ 90mmHg，且伴有下列任一项：尿蛋白 ≥ 0.3g/24h，或尿蛋白/肌酐比值 ≥ 0.3，或随机尿蛋白 ≥（+）（无法进行尿蛋白定量时的检查方法）；无蛋白尿但伴有以下任何一种器官或系统受累：心、肺、肝、肾等重要器官，或血液系统、消化系统、神经系统的异常改变，胎盘或胎儿受到影响等。血压和/或尿蛋白水平持续升高，发生母体器官功能受损或胎盘、胎儿并发症是先兆子痫病情向重度发展的表现。②子痫：在先兆子痫基础上发生不能用其他原因解释的抽搐。

先兆子痫孕妇出现表 2-3-2 中任一表现可诊断为重度先兆子痫。

（3）妊娠合并慢性高血压：既往存在的高血压或在妊娠 20 周前发现收缩压 ≥ 140mmHg 和/或舒张压 ≥ 90mmHg，妊娠期无明显加重；或妊娠 20 周后首次诊断高血压并持续到产后 12 周以后。

（4）慢性高血压并发先兆子痫或子痫：慢性高血压孕妇，孕 20 周前无蛋白尿，孕 20 周后出现尿蛋白 ≥ 0.3g/24h 或随机尿蛋白 ≥（+）；或孕 20 周前有蛋白尿，孕 20 周后尿蛋白定量明显增加；或出现血压进一步升高等重度先兆子痫的任何一项表现。

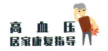

表 2-3-2 重度先兆子痫症状

异常变化	症状
血压	血压持续升高，收缩压≥160mmHg 和/或舒张压≥110mmHg
中枢神经系统异常	持续性头痛、视觉障碍或其他中枢神经系统异常表现
腹部病变	持续性上腹部疼痛及肝包膜下血肿或肝破裂表现
肝酶异常	血谷丙转氨酶（ALT）或谷草转氨酶（AST）水平升高
肾功能受损	尿蛋白 >2.0g/24h；少尿（24 小时尿量 <400 毫升或每小时尿量 <17 毫升）或血肌酐 >106μmol/L
积液	低蛋白血症伴腹腔积液、胸腔积液或心包积液
血液系统异常	血小板计数呈持续性下降并低于 $100×10^9$/L；微血管内溶血（表现有贫血、黄疸或血乳酸脱氢酶水平升高）
其他	心力衰竭、肺水肿、胎儿生长受限或羊水过少、胎死宫内、胎盘早剥等

2. 妊娠高血压的病因

妊娠高血压可直接对围生儿以及孕妇的健康造成影响，因此，加强其疾病发生机制以及防治的研究十分必要。但是什么原因导致妊娠高血压的呢？为什么有的女性在妊娠期间血压升高，而大部分女性在妊娠期间血压正常呢？主要与下面几个因素有关。

（1）母体耐受程度：妊娠是否成功与母体的免疫耐受程度之间有着密切的关系，若其免疫耐受受到影响，则会出现妊娠高血压、流产等。

（2）胎盘缺血：孕妇出现胎盘缺血的原因较多，初产、羊水过多、多胎妊娠均会使孕妇宫腔压力加大，从而导致其出现胎盘缺血的情况，使其血压升高、血管痉挛。胎盘缺血所致功能缺陷的胎盘，主要是在妊娠 20 周之前发生，或在出现疾病症状前已经出现，在妊娠 20 周后，可出现一定的妊娠高血压相关症状。

（3）机体营养代谢异常：孕妇在妊娠高血压发生以及发展的过程中，均会出现各种营养素和微量元素的代谢异常，动脉会出现急性粥样化改

第二章 为什么会得高血压

变。这种急剧变化可能与胎盘缺血有关。

（4）遗传学：妊娠高血压存在家族遗传倾向，其主要为母系遗传，有亲属患此病的孕妇的发病率明显增高，是无家族病史孕妇的发病率的数倍。

（5）环境及其他因素：妊娠合并症、营养水平、种族、生活习惯、孕妇年龄、环境等因素均会参与妊娠高血压的发生，若孕妇本身存在胰岛素抵抗、肥胖、糖尿病、高血压等疾病，则会增加其出现妊娠高血压的概率。

三、继发性高血压

继发性高血压占高血压人群的5%左右，血压的升高仅仅是某些疾病的一种临床表现，有明确独立的病因。

（一）内分泌性高血压

1. 原发性醛固酮增多症

原发性醛固酮增多症（PA）是由于肾上腺皮质增生或腺瘤，醛固酮分泌异常增多所致。典型的临床表现是：高血压、低血钾、高醛固酮、低肾素、碱中毒等，是目前继发性高血压最常见的病因。醛固酮分泌过多是导致心肌肥厚、心力衰竭和肾功能受损的重要危险因素，与原发性高血压患者相比，PA患者的心、脑、肾等高血压靶器官损害更为严重，因此早期诊断及治疗PA至关重要。

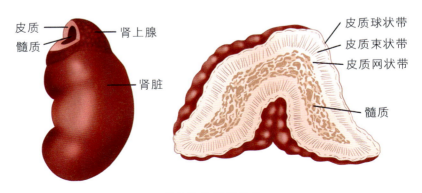

肾上腺的解剖结构

（1）分型：①醛固酮瘤；②特发性醛固酮增多症（IHA）；③原发性肾上腺皮质增生；④糖皮质激素可抑制性原发性醛固酮增多症（GRA）；⑤分泌醛固酮的肾上腺皮质癌。

（2）发病机制：醛固酮是一种由肾上腺产生的激素，受血容量和血钾水平影响。醛固酮的合成和分泌还受抗利尿激素调节，其主要功能是进一步升高血压。因此，醛固酮主要通过作用于肾脏，从而在血压调节中起关键作用。当醛固酮的产生和调节途经发生异常，会引起血清醛固酮水平增加，导致疾病发生。

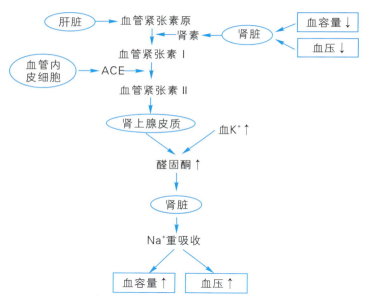

正常生理条件下肾素－血管紧张素系统和醛固酮合成

2. 库欣综合征

库欣综合征（CS）又称皮质醇增多症，是由各种病因导致的高皮质醇血症，引起的以向心性肥胖、高血压、糖代谢异常、低钾血症和骨质疏松为典型表现的一种综合征。垂体性CS，又称为库欣病（CD），是CS中最常见的病因，占患者总数的70%左右。

（1）库欣综合征的病因及分类：①库欣病：病变位置在垂体，因

第二章　为什么会得高血压

垂体分泌过量肾上腺皮质激素而引起。②异位ACTH综合征：指垂体以外的肿瘤分泌大量的肾上腺皮质激素，伴肾上腺皮质增生，占库欣综合征总数的10%~20%。③肾上腺皮质肿瘤：包括良性腺瘤和恶性腺癌。腺瘤一般较小，多数直径为2~3cm，包膜完整，圆形或椭圆形，单侧居多，偶有双侧。腺癌恶性程度很高，病情发展迅速，常常早期就已出现远处转移，瘤体较大，形态不规则，瘤体内常有出血坏死灶。④双侧肾上腺结节样增生：包括ACTH非依赖性大结节增生和原发性色素沉着结节性肾上腺皮质病。这两种都是库欣综合征中的少见类型。

（2）发病机制：库欣综合征患者80%以上有高血压，血压水平多为轻至中度升高，少数为重度升高。血压升高的原因主要为皮质醇分泌过多，随着皮质醇分泌的增多，盐皮质激素的分泌也相应增多，并且过多的皮质醇可活化肾脏的盐皮质激素受体，导致水钠潴留，从而升高血压。此外，皮质醇通过促进血管紧张素II的合成，增加了缩血管作用，使总的外周血管阻力增加、心输出量增加。

3. 嗜铬细胞瘤

嗜铬细胞瘤是一种神经内分泌肿瘤，来源于肾上腺髓质和肾上腺外嗜铬组织的肿瘤，是内分泌性高血压的重要原因。与其他肿瘤不同，嗜铬细胞瘤有良性与恶性，其数目有单发与多发，其部位有单侧与双侧、肾上腺内与肾上腺外，其血压类型有阵发性、持续性或在持续性的基础上再发生阵发性加重，或发生高、低血压反复交替发作的高血压危象；其病史有家族性与非家族性；有合并多内分泌腺瘤病或非多内分泌腺瘤病等。典型的临床表现为阵发性血压显著升高，收缩压可以达到200~300mmHg，舒张压可以达到130~180mmHg，全身大汗淋漓、心悸、心动过速、焦虑、恐惧，还有皮肤苍白、恶心、呕吐、腹痛，严重者可以出现心力衰竭、心脑血管意外。个别患者还可能出现低血压休克，或高血压、低血压交替出现。还有心律失常，部分患者可出现心肌病变，比如坏死、炎症改变导致心肌功能损害发生心力衰竭，而且长期持续高血压可以导致左心肥厚、心脏扩大和心力衰竭。

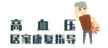

（二）肾性高血压

1. 肾实质性高血压

急慢性肾小球肾炎、糖尿病肾病、多囊肾和肾移植后等多种肾脏疾病均可导致高血压，它们是最常见的继发性高血压。肾实质性高血压的发病机制主要是由于肾单位大量丧失，引起水钠潴留和血容量增加，肾脏及相关系统激活和利钠激素减少。而高血压反过来又增加肾小球囊内压，形成恶性循环，加重肾脏损害。

2. 肾血管性高血压

肾血管性高血压是单侧或双侧肾动脉主干或分支狭窄引起的高血压。常见病因有动脉粥样硬化、大动脉炎、先天性纤维肌性发育不良等。前者主要见于中老年人，后两者主要见于年轻人，尤其是女性。

肾血管性高血压的发病机制是由于肾动脉显著狭窄（＞50%）导致肾脏缺血，激活 RAAS，导致血压升高。肾动脉计算机断层成像（CT）、血管造影或磁共振成像（MRI）均有较高的敏感性和特异性。双肾动脉造影是诊断肾动脉狭窄的"金标准"。

（三）阻塞型睡眠呼吸暂停低通气综合征

阻塞型睡眠呼吸暂停低通气综合征（OSAHS）是难治性高血压的重要发病因素，占难治性高血压的 8%~12%。

1. 遗传因素

OSAHS 是多基因遗传性疾病，35% 的 OSAHS 患者的严重程度受遗传因素影响，其易感基因约有 85 个。

2. 交感神经系统激活

OSAHS 患者睡眠时呼吸暂停与低通气产生短暂的氧分压降低、二氧化碳分压升高、酸中毒等均可致交感神经激活及血压上升。

3. 氧化应激

OSAHS 患者缺氧再复氧过程产生大量活性氧。活性氧造成细胞组织损伤，产生血管炎症因子如 TNF-α、细胞间黏附分子 -1（ICAM-1）、血管细胞黏附分子 -1（VCAM-1）等，可以导致内皮功能紊乱，血压升高。

第二章 为什么会得高血压

4. 炎症反应

炎症反应激活时，白细胞分泌毒性代谢产物，破坏周围的组织，增强局部炎症。有研究认为，升高的炎症状态是 OSAHS 低氧、睡眠剥夺的原因。

5. RAAS 激活

OSAHS 的低氧状态可以成为一种应激原，激活 RAAS，生成大量血管紧张素Ⅱ。血管紧张素Ⅱ可刺激血管器及穹隆下器官、脑室周围器官围绕着第三脑室前边的部位，这些部位都高度血管化并缺乏血脑屏障，高浓度的循环血管紧张素Ⅱ通过不断地在穹隆下器官产生活性氧进而引起高血压的发生。

（四）罕见类型高血压

1. 肾素瘤

肾素瘤，又称肾球旁细胞瘤，是一种少见的肾良性肿瘤，绝大多数起源于肾小球旁细胞，因分泌肾素而得名。本病的发病年龄为 6~69 岁，但多发生于青年，发病高峰在 20~30 岁，男女之比为 1∶2，到目前为止国内外文献报道有 100 多例。该病的临床表现为严重的高血压、高肾素、高醛固酮及低血钾的综合征。高血压为本病最主要的症状，血压多波动在（150~260）/（100~150）mmHg，可伴头痛、头晕、头胀等症状。随血压的显著升高很快进入病情加速期，病情长久者，可有心脏增大、肾脏损害及眼底改变。高肾素、高醛固酮是肾素瘤最主要的激素改变。当患者血肾素水平升高时应该考虑到肾素瘤的可能性。肿瘤分泌大量肾素，高肾素使血管紧张素Ⅱ水平升高，继而导致高醛固酮、低血钾。严重低血钾时可出现疲劳无力、口渴、多饮、多尿、夜尿增多，甚至麻痹、心律失常及四肢轻瘫。

总之，肾素瘤是临床上为数不多的可以治愈的几种继发性高血压之一，虽然罕见，但因病情较重、危害较大而应予以重视。凡发现高肾素、高醛固酮，并除去"肾动脉狭窄"等可引起高肾素、高醛固酮的疾病外均应考虑到肾素瘤的可能。

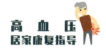

2.原发性甲状旁腺功能亢进症

原发性甲状旁腺功能亢进症（PHPT）是由于甲状旁腺本身病变引起的甲状旁腺激素（PTH）合成和分泌过多，导致血钙升高进而引发的一系列病理生理改变。PHPT主要累及肾脏和骨骼，尚可损害中枢神经系统、消化系统、心血管系统、内分泌系统等。经典的PHPT多有特异的肾脏和骨骼损害，该病起病隐匿，患者就诊时通常已有数年病程，国内误诊情况严重，误诊率高达40%~86%，误诊时间从几个月到十几年不等。

PHPT主要通过升高血钙水平，促进血管平滑肌收缩、血管钙化，从而引起血压升高。随着PHPT治愈，高血压可以改善。

（张　瑜）

第三章　得了高血压，到底有多严重

第一节　不得不说的常识

一、得了高血压，医生为什么让我做这么多的检查

在生活中，我们经常会听到一些高血压患者抱怨："不就是一个普普通通的血压高嘛，测一下血压，开点药控制一下血压就行了，医生为什么还要我做一大堆的检查啊，像什么心电图、胸片、心脏超声、尿常规、肾功能、眼底，甚至脑CT也要检查一下！这不是多此一举嘛！""医生开的这些检查单和高血压能扯上关系吗？会不会是医生乱开检验单、乱收费呢？"

其实不然！

高血压初期，虽然测量的血压超过了正常范围，但由于我们的身体存在着强大的自身代偿机制，会让身体内的各个器官尽可能保持着正常的功能，并维持着正常的运转。不过，随着时间的推移，高血压如果得不到有效的控制，抑或是我们对于高血压的忽视或置之不理，则长期的高血压会逐渐引起全身小血管特别是小动脉的病变，进而会影响到我们体内重要部位如心脏、脑、肾脏、眼睛、周围血管等的正常运转，出现这些部位功能受损的情况。

如果把高血压比作一颗飞翔的"子弹"，那我们体内的心脏、脑、肾脏、眼睛、周围血管等这些重要的部位，就好比是可能被这颗"子弹"攻击的目标（靶子），医学上将这些部位称为"靶器官"。

这颗具有杀伤力的"子弹"会持续不断地攻击我们身体内部这些重

要的靶器官。在高血压早期，由于身体内部的这些靶器官存在一定的防御功能及调节能力，所以，我们的身体并不会感受到明显的不舒服，但如果身体长期遭受这颗"子弹"的攻击，一旦器官的自我防御功能和调节能力失衡，就会出现器官功能障碍，严重的甚至会危及生命。

因此，对于高血压患者来说，早期发现这些靶器官受损表现出的一些症状，在高血压对身体产生实质性损害前，及时采取有效的应对措施，加固身体"防线"，或者及时调动"后备力量"支持正在受到攻击的靶器官，就显得格外重要了！而医生根据患者的客观描述，针对性地选择一些检查项目，将有助于发现靶器官受损的早期临床证据，有助于早期采取有效的治疗干预措施，减少高血压对靶器官所造成的进一步损害，防止致命性并发症的发生，这是很有必要的！

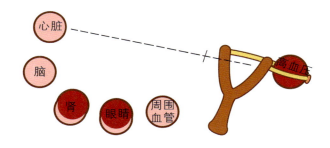

高血压的靶器官

二、关于高血压必须要知道的数据

据统计，我国每年死于高血压并发症的人数多达 160 万以上。有研究显示，多数糖尿病患者、60% 以上的冠心病患者、80% 以上的脑梗死患者、90% 以上的脑出血患者患有高血压。

目前高血压患者越来越年轻化，青壮年高血压患者中约有 50% 是完全没有症状的，或者偶尔出现头晕、头痛等不典型症状，很多人不知道自己已经患有高血压。如今工作、生活节奏加快，人们往往忙于工作及照顾家庭，忽视了自己身体上出现的一些细微变化，等出现严重病情

第三章 得了高血压，到底有多严重

时才想到就医，这时可能为时已晚，有些身体的损害往往是不可逆转的，会导致残疾，甚至死亡的不良后果，给家庭及社会带来巨大的负担。

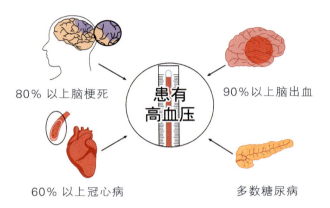

关于高血压必须要知道的数据

三、高血压导致身体靶器官的损害

众所周知，我们身体内的所有器官都需要血液的供养，而高血压会直接损害全身小动脉，并间接加速动脉血管粥样硬化，因而可对身体各个重要器官造成不同程度的损害，临床上高血压主要危害的五大靶器官是心脏、脑、肾脏、眼睛、周围血管，这些器官的损害有些是不可逆转的，严重的甚至造成死亡或残疾的不良结局。

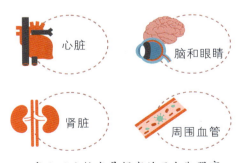

高血压比较容易损害的五大靶器官

（燕晓翔）

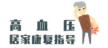

第二节 高血压的危害之心脏

　　心脏作为高血压这颗"子弹"的靶器官之一，与高血压有着不可分割的关系。目前认为，正常情况下流动的血液所产生的压力不会对心血管造成伤害，但当血压升高超过一定的界限时，心脏的血管壁就会承受巨大的压力，这种压力会破坏血管的内膜细胞，血管内膜的损害会加重血管动脉粥样硬化的发生，而一般来说，心血管疾病的发生与动脉粥样硬化息息相关，因此高血压是心血管疾病最主要的危险因素之一，由高血压引起的心血管疾病主要包括高血压性心脏病和冠心病（简称冠心病）。

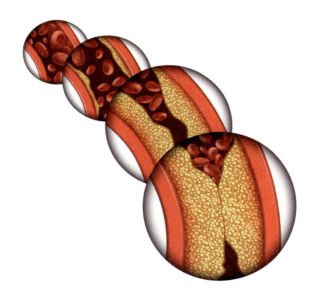

动脉粥样硬化对血流造成的影响

一、高血压性心脏病

（一）高血压性心脏病是如何发生的

人体的心脏相当于一个"水泵"，但患上高血压后，心脏为了将血

第三章 得了高血压，到底有多严重

液从心脏泵出，不得不增大压力，做更多的"工作"，从而导致心脏的压力过大，久而久之，心脏因过度劳累而引发心室肥大。心室肥大进一步发展，就会导致心力衰竭。

众所周知，长期的血压升高会导致全身小动脉压力增大，久而久之会出现血管腔变窄，周围（四肢）血管的阻力增加。长期的外周血管阻力增加，使心脏后负荷加重，容易导致左心室壁应力发生变化。此时身体内部负责调节心脏的交感神经开始兴奋，释放一些可以刺激心肌细胞蛋白质合成的化学物质，如儿茶酚胺类物质，此类物质引起心肌细胞表型的改变。同时，身体内部还通过其他渠道释放一些化学物质，如通过肾素-血管紧张素-醛固酮系统（RAAS）释放的血管紧张素Ⅱ、醛固酮，刺激心肌细胞肥大。心肌细胞表型改变和心肌细胞肥大统称为心肌细胞重塑。

高血压性心脏病的早期左心室以向心性肥厚为主，长期负荷和缺血缺氧刺激使心肌纤维化形成，也使心腔内舒张压升高，心腔容积增大，而心腔增大又使心室壁增厚，最终导致心脏肥厚。这些心肌结构的改变最终导致左心室收缩功能减退，心室充盈压和心房压力均增高，肺静脉回流受阻，这一连串的改变，最终导致高血压性心脏病患者发生急性或慢性左心衰竭。

（二）高血压性心脏病的临床表现有哪些

高血压性心脏病是一种长期慢性疾病，不同时期、不同患者的表现也各不相同。早期一般没什么特殊的感觉，有的患者可能出现轻度的头痛、胸闷不适，心电图和心脏B超有时会表现出轻度异常，但随着时间延长，心脏不堪重负，就会表现出一些警示症状。

高血压对心脏功能的影响首当其冲是对左心室功能的影响，可导致左心衰竭，一般会有下列表现。

（1）劳力性呼吸困难：在进行体力活动时，会出现气急，或者喘不过来气的现象，休息后消失。

（2）夜间阵发性呼吸困难：夜间平卧睡熟时出现气急、呼吸不畅，需要被迫坐起，坐起后即好转。这受血液回流到心脏时体位影响，平卧

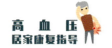

时全身回流到心脏的血液量会增大，但此时左心室功能在高血压的打击下已经变差，已无法将过多的血液顺利泵出，导致肺部的血液向心脏回流出现障碍，血液都堵在肺部，影响肺部的气体交换，因此会感觉喘不过来气、呼吸急促；而当我们坐起后，减少了回心血流量，缓解了肺淤血，相对之下气体交换得以改善，因而会觉得气顺了很多，呼吸没那么难受了。

（3）轻微的活动就会出现气喘吁吁，严重时只有坐着或站着才能喘气，根本无法活动，甚至会咳出粉红色泡沫状痰液。

（三）高血压性心脏病如何发展

随着高血压性心脏病的进一步发展，肺淤血越来越严重，最后连累到右心室、右心房，发展为全心衰竭。此时的心脏就像一台老化的机器，已经不能维持体内血液的正常运转，心脏这个泵，泵血的能力越来越差，同时全身流回心脏的血液也因此出现受阻的表现，各处器官的血液均出现淤滞：①头面部血液回流受阻，颈静脉明显充盈。②肝脏的血液回流受阻，出现右上腹疼痛，并有肝大。③消化道淤血，出现食欲下降、腹胀、恶心、呕吐。④下肢血液回流受阻，出现双下肢水肿，严重时可出现全身水肿。⑤心脏泵血功能变差，没有足够的血液流向肾脏，导致肾脏的血液灌注不足，肾脏功能受损，尿量减少。

二、冠心病

（一）冠心病是如何发生的

高血压是冠心病的独立危险因素之一，冠心病的发病率和死亡率随着血压的升高而增加。高血压是如何损害心脏的供血动脉（冠状动脉）的呢？由于长期的血压升高，造成了心脏血管内膜及内皮细胞的损伤，血管内皮细胞的损伤是发生动脉粥样硬化的始动因素，当内皮细胞受伤后，血液内的脂质乘机侵入动脉血管壁，刺激血管内皮下平滑肌细胞，使动脉壁弹力纤维、胶原纤维和黏多糖增多，并导致动脉壁对胆固醇等物质的清除能力下降，最终形成粥样或纤维粥样斑块，这种粥样硬化斑

第三章　得了高血压，到底有多严重

块就如同水管内的水垢一样，堵塞血管，导致血管管腔狭窄，血流量随之减少，进而出现心肌缺血、缺氧的改变，久而久之会导致冠心病的形成。严重时心脏血管管腔可完全堵塞，导致心肌细胞缺血坏死，即所谓的心肌梗死。

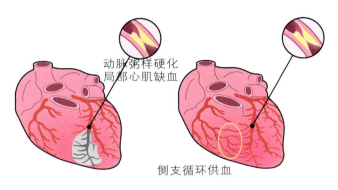

冠心病的发生机制

我们都知道心脏的大小与自己的拳头大小差不多，心脏的主要功能就是泵血。心脏将血液泵入肺，在肺部吸收氧气，然后这种富含氧气的血液再流回心脏，再通过动脉输送到全身的各个器官，灌溉滋养这些器官，最后再通过静脉流回到心脏，形成一个循环，这就是医学上称的血液循环。

心脏本身也是一个器官，也需要血液的滋养以维持其正常的结构与功能，我们身体内负责向心脏供血的动脉血管，形态似花冠状，故称为冠状动脉。它们存在于心脏表面，为心肌提供必需的营养，如果冠状动脉变狭窄，心脏的血液供应就会减少，导致心肌缺血、缺氧，特别是在体力活动时，心肌耗氧量增加而更容易缺血。早期冠心病因心脏的代偿机制，即使心肌出现了缺血，临床上可能不会有任何症状出现，但随着粥样斑块沉积的逐渐增多，冠状动脉管腔越来越窄，甚至闭塞，这时就会出现明显的心肌缺血的症状，这种症状可以突然出现，严重时危及生命。

（二）冠心病的临床表现

由于冠状动脉病变的部位、范围和程度不同，本病有不同的临床表现及特点，一般可分为五种类型：①心绞痛；②心肌梗死；③缺血性心肌病；④猝死；⑤隐匿型或无症状性心肌缺血。不同类型的冠心病既有相似症状也有着各自不同的表现，下面将一一进行阐述。

1．心绞痛

心绞痛以发作性胸痛为主要临床表现，临床上有劳累性稳定型心绞痛和不稳定型心绞痛之分，其中劳累性稳定型心绞痛可有以下几点特征。

（1）疼痛部位：主要在胸骨体上段或中下段之后，可波及心前区，有手掌大小的范围，可横贯前胸，界限不清楚，有时可表现为左肩痛、左臂内侧疼痛，或颈、咽或下颌部疼痛。

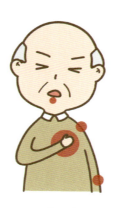

心绞痛的部位

（2）疼痛性质：这种疼痛使我们常感觉到压迫感或者胸口发闷，抑或是一种烧灼感，但这种疼痛一般不会很尖锐，不像针刺或刀割样痛。疼痛发作时，患者往往因疼痛难忍，不自觉地停止原来的活动，直至症状缓解。

（3）疼痛诱因：心绞痛常由体力活动或情绪激动（如愤怒、焦虑、过度兴奋等）所激发，饱食、寒冷、吸烟、心动过速、休克亦可诱发。值得注意的是，疼痛一般发生于体力活动或激动的当时，而不是在一天的劳累之后。

（4）持续时间和缓解方式：心绞痛出现后往往会逐步加重，然后

第三章 得了高血压，到底有多严重

在 3~5 分钟内逐渐缓解，一般疼痛发作持续时间不会超过 15 分钟，在诱发因素解除或是舌下含服硝酸甘油后缓解，其发作频率可数天或数周发作一次，亦可一日内发作多次。

不稳定型心绞痛是一种介于劳累性稳定型心绞痛与急性心肌梗死之间的特殊的心绞痛类型，其胸痛的性质与劳累性稳定型心绞痛相似，但程度更剧烈，持续时间更长，可长达 30 分钟。一般来说，当我们得了劳累性稳定型心绞痛，如不加重视，不予控制，尤其对于能引起心绞痛的危险因素置之不理时，或者不合理、不规律地服药，就可能转化为不稳定型心绞痛，而不稳定型心绞痛如果进一步发展，则可能转化为心肌梗死。大约 30% 的不稳定型心绞痛患者在发作后 3 个月内可能发生心肌梗死，因而对于不稳定型心绞痛我们应该高度重视。那么如何正确识别不稳定型心绞痛呢？一般不稳定型心绞痛会有以下特征。

（1）心绞痛发作更加频繁、程度更加严重和持续时间不断延长。

（2）即使是休息状态下亦有心绞痛的症状发生。

（3）最近 1 个月内新近发生的、轻微的体力活动就可以诱发心绞痛的症状。

2. 心肌梗死

心肌梗死多在春、冬季发病，与气候寒冷、气温变化大有关。常在安静或睡眠时发病，以清晨 6 时至午间 12 时发病最多。剧烈运动、过重的体力劳动、创伤、情绪激动、精神紧张或饱餐、急性失血、休克、发热、心动过速等因素均可诱发。半数以上患者在发病前数日有乏力、胸部不适，活动时心悸、气急、烦躁、心绞痛等前期症状，其中以新发生的心绞痛或原有心绞痛加重最突出。

那么心肌梗死会有哪些特征性症状呢？心肌梗死的症状随梗死的面积大小、部位、发展速度和原来心脏的功能情况等变化，一般会有以下症状。

（1）疼痛：疼痛为最先出现的症状，疼痛强度、轻重不一。对于原来有心绞痛的患者，疼痛发生的部位和性质类似于心绞痛，但程度更重、持续时间更长，可达数小时或数天，休息和舌下含服硝酸甘油多不

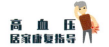

能使疼痛缓解，患者常因疼痛而烦躁不安、出汗、恐惧或有濒死感。但也有少数患者早期无明显疼痛，而表现为休克或急性心力衰竭的症状，这个在老年人和糖尿病患者中比较多见。部分患者疼痛可位于上腹部，常常被误认为是胃穿孔或者急性胰腺炎等急腹症。部分患者可表现为下颌或肩背部疼痛，被误认为是骨关节痛。

（2）全身症状：可有发热、心跳加快、血白细胞升高等，一般在疼痛发生24~48小时出现，程度与梗死范围呈正相关，体温一般在38℃左右，很少超过39℃，持续约1周。

（3）胃肠道反应：可伴有频繁的恶心、呕吐和上腹部疼痛，这是因为我们体内的迷走神经受到坏死心肌组织的刺激，或是因为心输出量降低，组织器官灌注不足所致。

（4）心律失常：见于75%~95%的患者，多于发病的1~2周内发生，以24小时内最多见，以室性心律失常最多，尤其是室性期前收缩；房室传导阻滞和束支传导阻滞也较多见；完全性房室传导阻滞多见于心脏下壁梗死患者。

（5）心力衰竭：主要是急性左心衰竭，可在发病最初几天内出现，或在疼痛、休克好转阶段出现，为梗死后心脏收缩力显著减弱或不协调所致。这时可出现呼吸困难、咳嗽、发绀、烦躁等症状，严重者可发生肺水肿，随后可发生颈静脉怒张、肝大、全身水肿等右心衰竭表现，可伴有血压下降。

（6）低血压和休克：疼痛发作时血压下降常见，但若疼痛缓解而收缩压仍低于80mmHg，并伴有烦躁不安、面色苍白、皮肤湿冷、脉细而快、大汗淋漓、尿量减少、神志淡漠等症状时，则表明已发生了休克。休克多于发病后数小时至1周内出现，主要是心源性，因心肌广泛（40%以上）坏死、心输出量急剧下降所致。

3. 缺血性心肌病

缺血性心肌病属于冠心病的一种特殊类型或晚期阶段，是指由冠状动脉粥样硬化造成心肌长期缺血，导致心肌局限性或弥漫性纤维化，产

第三章 得了高血压，到底有多严重

生与原发性扩张型心肌病类似的临床综合征。随着冠心病发病率的不断增加，缺血性心肌病对人类健康造成的危害也日渐增多。

心脏增大、心力衰竭、心律失常为缺血性心肌病的三大主要症状，亦可有其他临床表现，如胸部不适、心慌、心跳时快时慢，伴有头晕，严重时甚至发生晕厥，夜间不能平卧入睡，不能从事日常活动。

4. 猝死

目前认为，冠心病患者心搏骤停的发生是在冠状动脉粥样硬化的基础上，发生冠状动脉痉挛或微循环栓塞导致心肌急性缺血，造成局部电生理紊乱，引起暂时的严重心律失常（特别是心室颤动）所致。

5. 隐匿型或无症状性心肌缺血

当我们出现心肌缺血的一些症状时，往往会尽快前往医院就诊，然而有时心肌缺血虽然发生了，却无任何症状表现，它悄无声息地发生了，对患者造成的损害更大。这种隐匿型或无症状性心肌缺血，属于冠心病中的一个特殊类型，是指确有心肌缺血的客观证据（如心电活动、左心室功能、心肌血流灌注及心肌代谢等指标异常），但缺乏胸痛或与心肌缺血相关的主观症状，简单来说，就是"检查有问题，但是没有不适症状"。发生无症状性心肌缺血时，人不会感到不适，或者往往在过度疲劳、剧烈运动后出现不适的情况，但只要稍休息一会就能缓解，因此很容易被误认为是普通疲劳而被忽略。这种没有什么症状，少了身体报警提示，很容易被忽视，但一旦发病可能后果严重。

既然无症状性心肌缺血藏得这么深，那么如何能够尽早察觉它呢？答案就是进行相应的专科检查。下面我们就简单了解一下那些有助于发现心肌缺血的检查项目。

（1）心电图：由于心电图操作简单，而且对身体没有伤害，当心肌缺血的时候多数情况下会呈现某些特异性的改变，因此一般被优先使用。不过临床上单次心电图很难提供诊断依据，需要在不同状态下，进行对比后才能提供有价值的信息，如动态心电图、负荷试验检查。

（2）超声心动图：超声心动图技术已逐渐被用于检测心室壁活动，

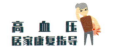

尤其是在负荷的情况下，测定局部心室壁运动异常，可间接地估量心肌缺血的程度。

（3）冠状动脉造影：冠状动脉造影是明确发现心肌缺血的"金标准"，通俗地说，就是最准确的方法。冠状动脉造影除了可以明确冠状动脉的解剖畸形及阻塞病变的位置、程度与范围外，还可以直接进行对于狭窄、阻塞病变的介入治疗。

（4）冠状动脉CTA：冠状动脉CTA是一项用于检查动脉血管的常用辅助检查，A指血管造影。冠状动脉CTA就是通过静脉注射造影剂，对心脏的冠状动脉进行CT成像扫描，观察冠状动脉情况的一种方法。

由于得到的是静态图像，可能会漏掉某些平面看不到的血管充盈缺损，也就是说，有一定的概率会漏诊。

三、心律失常

高血压除了会引起心脏功能和结构的改变外，往往还会导致心肌代谢障碍、心肌细胞膜电位异常，临床上表现为各种类型的心律失常，常见的有期前收缩、心房颤动和心动过速等。

心律失常会导致血流动力学改变而产生相应的临床表现，如轻度的窦性心动过缓、窦性心律不齐、偶发的房性期前收缩、一度房室传导阻滞等对血流动力学影响甚小，故无明显的临床表现。较严重的心律失常，如病窦综合征、快速心房颤动、阵发性室上性心动过速、持续性室性心动过速等，导致体内血流动力学紊乱，可出现心悸、胸闷、头晕、低血压，严重者可出现晕厥、阿－斯综合征等，甚至诱发心源性猝死。

（吴心虹）

第三节　高血压的危害之脑

脑是高血压的主要靶器官之一，高血压对脑的危害最严重的莫过于

第三章 得了高血压，到底有多严重

脑卒中和高血压脑病，其中脑卒中是目前我国高血压人群中最主要的并发症，也是高血压致死或致残的主要原因。

下面我们通过一些数据来了解一下高血压背后这一"隐形杀手"——脑卒中的威力。据统计，高血压患者脑卒中的发生率是正常血压者的6倍。我国人群监测数据显示，脑卒中的年发病率为250/10万，我国每12秒就有1人发生脑卒中，每21秒就有1人死于脑卒中。研究显示：脑卒中与心肌梗死的发病比值，在我国高血压人群中为（5~8）：1，而在西方高血压人群中其比值为1：1。由此看来，我国高血压人群的脑卒中发病率是相当高的，而且随着近年来居民生活水平的不断提高和生活方式的改变，脑卒中的发病率还在不断上升，脑卒中已成为第一位的死亡原因。高血压是脑卒中的独立危险因素之一，因此积极地控制高血压，是预防脑卒中的关键环节之一。

一、高血压是如何对脑造成损害的

高血压可直接损害脑血管壁，在脑血管某些薄弱的地方形成小的动脉瘤；此外长期的高血压作用于脑血管壁，可导致小动脉管壁呈玻璃样改变或纤维素性坏死，导致脑血管顺应性下降，管壁脆性增加，若血压突然升高或血压波动明显时，可导致血管壁破裂，引发脑出血。我们不妨以自来水水管为例来形象地理解，如果我们把人的血管比作水管，当水管内的水压一直处于过高的状态，水管在水压的长期冲击下就会老化变脆，时间一长，突然的水压波动可能导致水管爆裂，这就和高血压导致的脑血管破裂是一个道理。

高血压（尤其是收缩压高的患者）可促进脑血管动脉粥样硬化的形成，使脑血管腔变狭窄，或局部形成血栓，造成脑部供血血管堵塞，脑血流中断，从而由该血管负责供血的脑组织就会因缺血发生坏死，即出现脑梗死。这就如同是水管在高水压的长期作用下发生老化，导致水管生锈了，会产生很多水垢，越来越多的水垢导致水流不畅，水流越来越小，最终完全闭塞。

血压的急剧升高,还可导致脑小血管痉挛,引起短暂的脑组织缺血及毛细血管通透性增加,血管内的水分外渗,导致脑水肿发生及颅压增高,从而导致高血压脑病的发生。

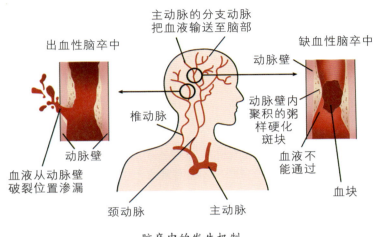

脑卒中的发生机制

二、高血压引起的脑血管疾病有哪些

要说高血压所引起的脑血管疾病,首先就得说说脑卒中。脑卒中的危害不言而喻,脑卒中有60%~70%为缺血性脑卒中(脑梗死),30%~40%为出血性脑卒中(脑出血)。由于目前我国民众对脑卒中缺乏认知,尤其对脑卒中的早期症状往往会忽视,对于脑卒中发生后该如何处理更是不知所措,往往因为各种原因耽误了最佳治疗时机,导致出现不可逆的脑损伤,轻者留下不同程度的残疾,重者可能丧失生命,不仅给自己带来痛苦,也给家庭带来经济和精神上的重大负担。因此,认识脑卒中,了解脑卒中的早期症状及脑卒中的一些紧急处理措施显得尤为重要。下面我们就来简单地了解一下脑卒中。

1. 缺血性脑卒中

缺血性脑卒中又称脑梗死,是指我们大脑里面的血管因为某种原因堵塞了,造成血管负责供血的脑组织因缺血、缺氧而坏死。脑梗死的危

第三章　得了高血压，到底有多严重

害极大，若不早期发现、早期就医治疗，会发生致死、致残的不良后果。既然有如此严重的后果，那么脑梗死早期会有哪些症状呢？我们又该如何早期识别脑梗死呢？

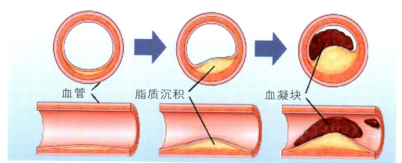

脑梗死的形成

脑梗死好发于50岁以上的中老年人，男性稍多于女性。常合并有动脉硬化、高血压、高脂血症或糖尿病等危险因素。脑梗死的早期可无特殊症状，部分患者可能有头晕、一过性肢体麻木、无力等短暂性脑缺血发作的表现。而这些症状往往由于持续时间较短和程度轻微而被患者及家属忽略。脑梗死起病较急，一般多在休息或睡眠中发病，其临床症状在发病后数小时或1~2天达到高峰。其症状多与闭塞血管供血区域的脑组织的缺血及邻近脑组织受压导致的功能障碍有关。当出现以下症状时，我们应该高度警惕。

（1）突发面部或一侧肢体麻木、无力。

（2）突发言语困难，或对语言理解困难。

（3）突发一侧或双侧视力障碍，比如，突然看不见东西了或者看东西重影。

（4）突然行走困难，走路左右摇摆不定或失去平衡而跌倒。

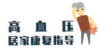

（5）突发持续性眩晕，看东西天旋地转，或伴有头痛、恶心、呕吐等症状。

（6）可迅速出现昏迷，不省人事。

对于如何识别脑梗死的早期征兆，目前国际上采用 FAST 判断法来早期识别脑卒中。所谓 FAST 是指：F（Face，脸），他是否能微笑，是否一侧面部无力或麻木。A（Arm，手臂），是否能举起双臂，是否一侧手臂无法或无力抬起。S（Speech，语言），是否能流利对答，是否能说话或言语含糊不清。T（Time，时间），如果有上述一种状况出现，请马上拨打"120"急救电话，争取抢救时间。

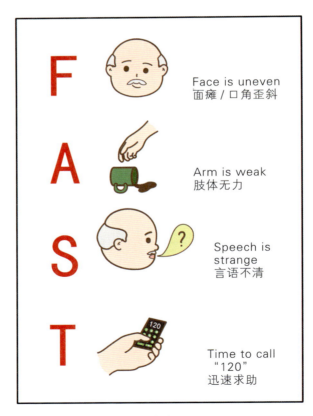

FAST 判断方法

第三章　得了高血压，到底有多严重

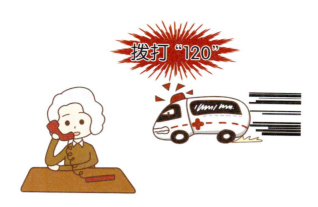

时间就是脑细胞，抓紧时间拨打"120"急救电话

正常脑组织在缺血3小时后就可能出现不可逆变化，6小时后缺血的脑细胞就会出现坏死，如果脑梗死患者在3~6小时内施以溶解血栓或介入取栓的治疗方法，就可能在脑细胞没有出现完全坏死前，恢复氧供和血供，从而能恢复全部或部分脑功能；若是时间拖久了，错过了最佳治疗时间，将带来严重的后果，就算保住生命也会留下严重的残疾，因此尽早治疗，将会最大限度地减少脑卒中带来的伤害，降低疾病的致残、致死率。所以一旦发现脑梗死早期症状，应立即拨打"120"急救电话，紧急送到就近的医院救治。

这里需要提醒一些高血压患者，当你发现自己半边身子麻木，使不上劲了，千万不要以为稍微休息一会，缓一缓就没事了，家里人也不能抱着再观察一下看看，实在不行再去医院的心态，有时即便是深夜（很多脑梗死易在深夜发病），也应尽快到医院就诊，不能拖到第二天，不然超过了最佳的抢救时间，延误病情，导致脑损伤等，留下终身残疾或是死亡，则悔之晚矣。

2. 短暂性脑缺血发作

约有1/3的脑卒中患者在发病前会有短暂性脑缺血发作（TIA），这是由于输送到脑部的血液和氧气暂时中断所致。短暂性脑缺血发作也叫"小中风"，其症状通常持续数分钟到数小时不等，一般不超过24

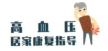

小时，恢复后没有后遗症，每次发作的症状类似，但反复发作，好发于50岁以上的中老年人。

TIA的症状与脑梗死类似，比如，突然看不清东西了或者看东西重影；手脚突然感觉麻木或不能动了；突然嘴歪了或吃东西咽不下去了；突然不能说话或者听不懂别人说的话了；突然失去平衡或跌倒等。症状一般持续15~30分钟，然后又恢复正常，可谓是来也匆匆，去也匆匆。

TIA是脑梗死发生的警示信号，需要我们予以足够的重视，若不积极治疗，真正的脑梗死将会在短期内发生。有研究显示，患者一次TIA后1个月内发生脑梗死的风险为4%~8%，1年内为12%~13%，5年内则为24%~29%。

3. 出血性脑卒中

出血性脑卒中又称脑出血，多数是由于血压骤然升高导致脑部的血管突然破裂而引起的。血压越高，脑出血的发生率就越高。脑出血是高血压最常见且严重的并发症之一。高血压患者如果没有控制好血压，会加快血管硬化，血管变脆，加之有些高血压患者降压药吃吃停停，引起血压忽高忽低，遇到情绪激动、用力、饮酒等情况时，会导致血压突然过高，超过了血管能耐受的范围，脑出血就这样发生了。

脑出血常发生于50~70岁，男性略多，冬、春季易发，通常在活动或情绪激动时发病，出血前多无预兆，多数患者出现持续性头痛，常伴有恶心、呕吐，出血后血压明显升高，其症状与脑梗死相似，也可出现肢体无力、言语不清、口角歪斜、流口水等一些症状；若出血量大，则早期就可出现昏迷，若不及时救治，可有生命危险。

4. 高血压脑病

高血压脑病是指当血压急剧升高，脑血管出现反射性收缩机制障碍、血管扩张、脑血流量急剧增加并过度灌注、毛细血管渗透性增加，导致脑水肿和颅内压增高，甚至脑疝形成。其症状可表现为血压突然显著升高、剧烈头痛、恶心、呕吐，有时会伴有肢体活动障碍或视力障碍，严重的可出现抽搐或昏迷。早期及时的治疗及控制血压可迅速逆转，但如

第三章　得了高血压，到底有多严重

果得不到及时有效的治疗，则脑损害可变为不可逆性损害，会导致患者偏瘫、昏迷，甚至可发生脑疝而导致死亡。

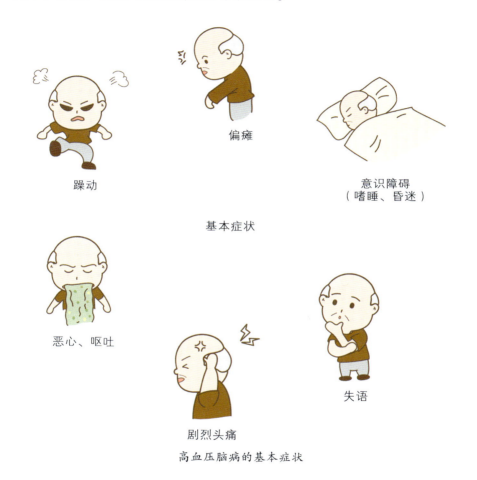

高血压脑病的基本症状

三、我们不得不了解的一些急救常识

前面我们简单地了解了高血压对脑的损害，有人会问，当这些损害突然发生时，我该如何应对呢？简单来说就是要保持镇静，防止二次损害，争分夺秒地将患者送到就近医院诊治。现以急性脑卒中发生为例，在救护车到来之前我们还可以做这些事情。

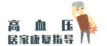

发生了急性脑卒中应怎样正确急救?

①

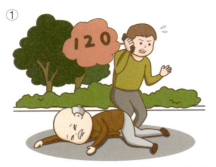

如有人突发脑卒中,身边的亲朋首先要沉着冷静,立即拨打"120"急救电话呼叫救护车,并简单叙述病情,让急救医生做好抢救准备

②

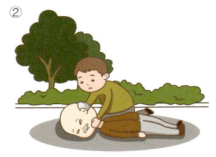

将患者放平,让患者呈仰卧位,并且让患者的头偏向一侧,避免在呕吐的时候发生呛咳,误吸到肺部造成患者窒息

③

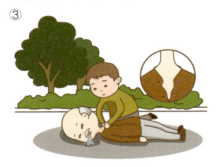

将患者的上衣领扣解开,及时消除患者口腔中的异物,如假牙、呕吐物等,让患者保持呼吸顺畅

④

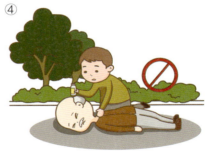

不要给患者服用药物,因为脑卒中可分为出血性和缺血性两种,在没有确诊以前,绝对不能随意用药,一旦用错了必会加重病情

⑤

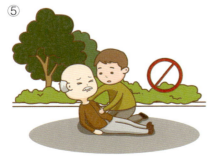

患者需要运送时,切忌将患者扶直坐起,不要抱、拽、背、扛患者

⑥

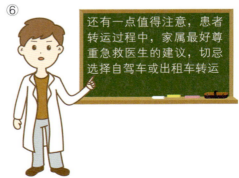

还有一点值得注意,患者转运过程中,家属最好尊重急救医生的建议,切忌选择自驾车或出租车转运

急性脑卒中的常见急救措施

第三章　得了高血压，到底有多严重

四、这些检查项目可以帮助我们防患于未然

高血压对脑部的损害是逐渐累积加重的，早期的损害可能因机体的代偿和我们的忽视，不容易被发现。那我们该如何早期发现这些损害的蛛丝马迹呢？合理的检查项目必不可少。可能有人会问，医院的检查项目那么多，哪些检查项目适合我们呢？在临床上常常会遇到患者说，"医生，我担心会得脑梗死，给我照张头颅CT吧"。众所周知CT的确可以透过颅骨，发现脑里面的病变，但并不是头颅CT正常就万事大吉，或者头颅CT报告为腔隙性脑梗死就让我们觉得非常紧张。其实这两种态度都不对。

头颅CT正常只能说明患者目前没有得脑卒中，却不能预测将来是否会得脑卒中。很多患者颈动脉或者椎动脉已经出现了严重的动脉粥样硬化和管腔狭窄，头颅CT却完全正常，甚至头颅MRI也完全正常，这类人群如果不重视，不积极去预防，仍然我行我素，该吃吃该喝喝，不控制三高，则离脑卒中就不远了。所以，不能因头颅CT或头颅MRI正常就高枕无忧，这时你可能需要做一些其他的检查去发现身体潜在的病变，筛查脑卒中的危险因素。下面就简单介绍一下常见的脑血管疾病的检查方法都有哪些。

1. 头颅CT

头颅CT是最方便和常用的脑结构影像检查。一旦出现可疑症状第一时间要做的就是头颅CT，虽然早期头颅CT对于急性脑梗死的病灶不能显示清楚（脑梗死一般发病后24小时头颅CT方可显影，可见低密度影），但头颅CT对于脑出血的确可以清楚显示，可明确出血部位、出血量及血肿形态等，因而可作为脑卒中的首选检查手段。

2. 头颅MRI

由于头颅CT对急性脑梗死的诊断灵敏度不够，发现脑梗死影像的时间较晚，而MRI对脑梗死病灶则能清晰显示，甚至可以发现一些特殊

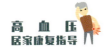

位置或者微小的脑梗死灶。磁共振弥散成像更能发现早期脑梗死病灶（2小时内），在这些方面MRI有着不可替代的优势。

3. 脑灌注检查

临床上较常用的脑灌注检查方法有多模式MRI/PWI、多模式CT/CTP等。这些检查主要是反映脑血流在不同脑区域的分布情况，可以了解脑组织缺血的范围及程度，从侧面评价脑血管的代偿情况，可以为急性脑梗死早期治疗方案的选择提供依据，也可以作为慢性脑血管闭塞血管再通治疗术的重要术前评估手段。

4. 颈部血管超声及经颅多普勒（TCD）、磁共振血管成像（MRA）、CT血管成像（CTA）与脑血管造影（DSA）

颈部血管超声及经颅多普勒（TCD）、磁共振血管成像（MRA）、CT血管成像（CTA）与脑血管造影（DSA），这些均属于脑血管影像学评估的检测手段。我们平时常做的头颅CT及MRI仅仅是了解脑组织是否有病变（出血灶或是梗死灶），而这些脑血管影像学检查手段就可以帮我们发现脑血管是否存在斑块，是否有狭窄及狭窄程度，发现某些闭塞病变，评估血管侧支循环的情况，此外还有助于发现脑动脉瘤、脑血管畸形及一些无症状性脑血管病变等。这些检查亦可作为脑血管介入支架术后的定期复查项目，其中MRA和CTA是对人体创伤较小的血管成像技术，检查中需要使用一定剂量的造影剂，CTA尚有一定剂量的放射线，二者对脑血管病变的敏感度及特异度均较高，均可作为脑血管评估的可靠手段。

DSA是脑血管病变检查的"金标准"，但其为有创检查，且价格较昂贵又有一定的风险，其风险的发生率为0.5%~1.0%，故不作为常规筛查手段。

颈部血管超声及TCD，因其具有无创、简单方便的优点，能判断颈动脉和椎动脉是否通畅，是否存在粥样硬化斑块，因此可作为脑血管病首选的筛查手段,但其准确性不及 CTA、MRA 和 DSA。也就是说,如果我们体检,超声查出了问题,还需要再做进一步的检查方能明确。

5. 其他检查

其他检查包括心电图、心脏 B 超、肝肾功能、血糖、血脂、凝血功能等。这些检查项目也可以帮助我们发现脑卒中的一些危险因素。有些人会质疑,为什么脑卒中要检查心脏呢?其原因很简单:有一部分脑卒中可能是由心脏疾病引起的,例如,心房颤动或其他心脏病,造成心腔内形成血栓,而栓子一旦脱落则会顺着血流进入脑动脉,造成脑动脉堵塞,出现脑梗死症状,因此得了脑卒中一定要查查心脏。

(燕晓翔)

第四节　高血压的危害之肾脏

说起高血压和肾脏疾病的关系,或许大多数人会觉得它们是两种不相干的疾病,其实不然,它们可是一对"难兄难弟",肾脏也是高血压损害的靶器官之一。我们的肾脏血管在高血压的长期"攻击"下,会发生一系列的病理改变,最终导致肾脏疾病的发生。

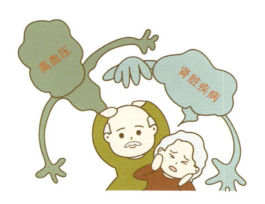

高血压与肾脏疾病

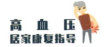

高血压会对肾脏产生哪些损害呢？一般来说，高血压可造成肾小动脉或肾小动脉毛细血管发生硬化，随着病变的发展，可引起肾硬化，出现肾功能不全的一系列症状，最终导致肾衰竭。临床上将这种由高血压造成的肾脏结构和功能的改变，统称为高血压性肾脏损害。

那么常见的高血压导致的肾脏疾病有哪些呢？我们一起来看一下。

一、高血压小动脉性肾硬化

高血压小动脉性肾硬化是指高血压所导致的肾脏弓形动脉、小叶间动脉和入球小动脉硬化的病理改变。高血压患者血压长期升高，使得肾脏内的肾小球长期处于"三高"状态（高灌注、高压力及高滤过），长此以往，肾小球不堪重负，出现了病理改变，导致一些在正常情况下不会被漏出的东西出现在我们的尿中，诸如蛋白尿。打个比方，肾小球就好比是一个筛子，当筛子上方的压力增大，筛出的东西可能就会越多，此时还会筛出一些本不该被筛出的东西。高血压的持续作用，最终会彻底改变这个"筛子"的结构和形态，造成肾小球硬化的发生。

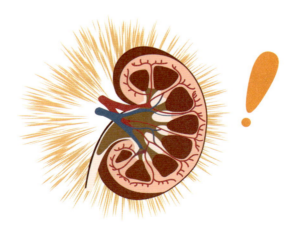

高血压小动脉性肾硬化

众所周知，收缩期高血压是心血管疾病的危险因素之一，但很少有人知道它与肾功能进行性恶化也是息息相关的。高血压小动脉性肾硬化，

第三章 得了高血压，到底有多严重

在高血压患者年轻时即可出现，随着病变的进展，或是我们对疾病的忽视，到六七十岁发展为终末期肾病，而此时的肾脏损害已不可逆转。

在美国，高血压是引起终末期肾病的第二位病因，仅次于糖尿病肾病，在我国也呈上升趋势。肾硬化是导致老年人肾衰竭的主要原因，而高血压又是肾硬化的主要致病因素，两者互为因果。

高血压小动脉性肾硬化是最常见的高血压肾脏损害，多见于长期（5~10年）慢性高血压患者。其发病机制为：①当高血压患者收缩压＞150mmHg，超出肾小球小动脉的调节能力，或者高血压导致的肾单位萎缩或者体内肾素–血管紧张素–醛固酮系统（RAAS）的异常活化时，肾小球内毛细血管袢出现高压和高灌注状态，导致蛋白尿的产生和肾功能的损害。②长期高血压及相伴的神经体液异常时，造成肾血管内皮损伤及平滑肌收缩，肾血管阻力增加，肾脏小动脉管壁玻璃样变，导致血管管腔变窄甚至闭塞，肾脏血流减少，供血不足，长期缺血会导致肾功能逐渐减退，最终发生缺血性肾病，严重的造成永久性肾衰竭。

高血压小动脉性肾硬化可分为良性小动脉性肾硬化和恶性小动脉性肾硬化。

（一）良性小动脉性肾硬化

良性小动脉性肾硬化通常伴有慢性高血压，以累及血管、肾小球和小管间质为特征。高血压患者早期可无任何肾脏损害的症状，但长期血压未得到控制的患者，先出现微量白蛋白尿和肉眼不可见的血尿，此时积极地控制高血压，可逆转疾病进程，减少蛋白尿的发生。后期当肾功能失代偿时，肾浓缩尿液功能受损，便出现多尿、夜尿、口渴、多饮等症状，蛋白尿增多和尿中出现少量红细胞。当病情进一步发展，肾功能进一步减退时，尿内可见有管型成分，尿量也可逐渐减少，而血中尿素氮、肌酐常明显增高。上述改变随肾脏病变的加重而加重，最终可出现肾衰竭、尿毒症。

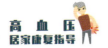

（二）恶性小动脉性肾硬化

恶性小动脉性肾硬化是由恶性高血压引起的一种恶性疾病。病变进展迅速且严重，常于数月至1~2年内出现严重的肾功能损害，常有持续蛋白尿，并可有血尿和管型尿。病情凶险，若不及时救治很快进入肾衰竭期，可导致80%患者在两年内死亡。

高血压小动脉性肾硬化总体预后不好，若患者不伴有心、脑等器官的并发症，则病程可持续较长时间，随着肾脏病变的逐渐加重，病情越来越重，最终可导致肾衰竭的出现。

二、慢性肾脏疾病

高血压会导致肾脏损害，反过来肾脏损害的发生又使血压进一步升高，互为因果，最终使得肾脏损害不断加重。目前每年有超过百万人死于与慢性肾脏疾病（CKD）相关的心脑血管疾病，CKD已成为继心脑血管疾病、肿瘤、糖尿病后的又一威胁人类健康的重要疾病。我国成年人中CKD的患病率为10.8%，而CKD的知晓率仅为12.5%。多种病因引发的肾脏损害都可导致CKD，高血压性肾脏损害是最常见的病因之一，仅次于糖尿病性肾脏损害。CKD缓慢进展可导致肾单位和肾功能丧失，最终引起慢性肾衰竭，慢性肾衰竭晚期称为尿毒症。由此可见，预防和控制高血压是防治CKD发生的关键环节之一。

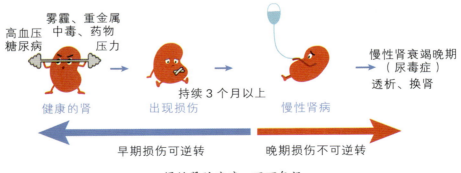

慢性肾脏疾病，不可忽视

第三章　得了高血压，到底有多严重

CKD 早期由于肾脏具有强大的代偿功能，仍然能够勉强排出毒素和代谢产物、体液、溶质等，维持机体内环境的稳定，此时多无明显临床症状。但随着原发病的进展，肾功能进一步丧失，残余肾单位不能适应机体最低要求，才会逐渐出现血尿、蛋白尿、水肿、高血压、腰痛、夜尿增多等一系列肾脏疾病的临床表现。

未经控制的高血压大约 10 年后才可能发生严重的肾脏损害，但一旦出现了症状，常已进入失代偿期。可惜的是不少高血压患者对此并不重视，或者存在一些误区，直至出现尿毒症时才发现，而此时的肾脏损害已不可逆转，所以肾脏疾病的治疗重在预防。

CKD 会表现出多个器官或系统的症状，具体有哪些呢？以下我们一一介绍。

1. 消化系统

食欲减退和晨起恶心、呕吐是尿毒症常见的早期表现。晚期患者胃肠道的任何部位都可出现黏膜糜烂、溃疡，从而发生胃肠道出血。

2. 心血管系统

CKD 可引起心脏发生以下病变。

（1）高血压和左心室肥大：进展到终末期肾衰竭的 CKD 患者约 95% 合并高血压。左心室肥厚或扩张型心肌病，是 CKD 患者最常见、最危险的心血管并发症和死亡原因。其发生与长期高血压、容量负荷过重和贫血有关。

（2）冠状动脉粥样硬化和充血性心力衰竭：冠状动脉粥样硬化和充血性心力衰竭是 CKD 进展至慢性肾衰竭的患者死亡的重要原因之一，症状可参考本章相关内容。

（3）心包炎：尿毒症性心包炎的发生率大于 50%，但仅有 6%~17% 有明显症状。早期表现为随呼吸加重的胸痛，伴有心包摩擦音，病情进展可出现心包积液，甚至心包填塞。

3. 血液系统

（1）贫血：贫血是 CKD 患者常见的临床表现，CKD 病程的不同阶

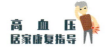

段均可以有不同程度的贫血。导致 CKD 患者合并贫血的原因多种多样，主要包括：①合并营养不良，其中以缺铁性贫血最常见；②消化道出血、血液透析失血等引起的出血性贫血；③肾脏生成促红细胞生成素（EPO）不足；④尿毒症毒素引起的骨髓微环境病变所产生的造血障碍；⑤红细胞寿命缩短；⑥合并血液系统肿瘤等。

（2）出血倾向：临床表现为鼻出血、月经量增多、术后伤口出血、胃肠道出血及皮肤瘀斑，严重者可出现心包、颅内出血，这与尿毒症患者血小板功能障碍有关。

4. 呼吸系统

晚期 CKD 患者可发生肺充血和肺水肿，我们称之为"尿毒症肺"，患者可出现呼吸困难、血氧降低等症状，部分患者还可发生尿毒症性胸膜炎。

5. 神经肌肉改变

晚期 CKD 患者可发生中枢神经系统功能紊乱（又称"尿毒症性脑病"）和周围神经病变。

6. 皮肤瘙痒

皮肤瘙痒是尿毒症常见的难治性并发症，其发生原因部分与继发性甲状旁腺功能亢进症和皮下组织钙化有关。

7. 骨矿物质代谢异常

由于 CKD 引起的系统性矿物质和骨代谢紊乱，其中继发性甲状旁腺功能亢进是矿物质代谢紊乱的重要表现。

8. 内分泌代谢紊乱

大多数女性患者闭经、不孕；男性患者阳痿、精子缺乏和精子发育不良。此外肾脏对胰岛素清除减少，外周组织胰岛素抵抗导致糖利用障碍。

9. 感染

CKD 患者由于营养不良、高血糖等导致白细胞功能障碍，机体抵抗力下降，更容易发生感染。临床上可表现为呼吸系统、泌尿系统及皮肤等部位的各种感染，是 CKD 患者重要的死亡原因之一。

第三章 得了高血压，到底有多严重

10. 水、电解质紊乱及酸碱平衡失调

肾衰竭会使得体内的酸不能排出体外而在体内潴留，导致代谢性酸中毒的发生，而长期的代谢性酸中毒能加重 CKD 患者的营养不良、肾性骨病及心血管事件的发生，严重的代谢性酸中毒是慢性肾衰竭患者的重要死亡原因之一。此外，慢性肾脏疾病患者常会有体内的电解质紊乱，如低钙血症、高磷血症、低钾或高钾血症等，并出现相应的症状。

（吴心虹）

第五节 高血压的危害之眼睛

人们常说："眼睛是心灵的窗户"，眼睛可以反映一个人的内心世界。但是，许多人却不知道医生们还可以通过眼睛了解和观察机体内部的一些情况，医生可以通过眼底检查直接观察到眼底血管的病变情况。

高血压患者中约 70% 有眼底改变，长期的高血压会对视网膜血管造成影响，可导致我们这扇明亮的窗户不再清澈。高血压患者早期视网膜动脉正常或轻度狭窄，但随着高血压病程进展，发展到中期，视网膜动脉发生粥样硬化，狭窄闭塞，到了晚期视网膜动脉硬化更加明显，可引起视网膜毛细血管严重缺血、缺氧，血管壁通透性增加，可出现眼底渗出、出血和视神经盘水肿等严重病变。长期高血压患者眼底血管硬化病变严重时，可出现视力减退，甚至失明。

高血压引起的眼损害有下列症状表现：①视觉衰退：出现眼睛干涩、有灼热感或异物感，头痛、眼痛等症状。②眼表出血：表现为球结膜下出血，呈大片鲜红色，非常醒目。③眼底出血：主要表现为视力下降、眼前黑影飘动，严重者视力仅存光感。④急性闭角型青光眼：出现剧烈眼痛、恶心、呕吐等症状。⑤眼底缺血：患者可出现"眼睛突然什么也看不见了"的症状。

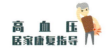

案例1：40岁的张先生最近总觉得眼睛不舒服，眼睛总发红。刚开始他以为是自己太累了或是得了"红眼病"，于是就到药店买了眼药水来滴，觉得用点眼药水就没事了。可滴了几天眼药水后眼睛依旧发红，张先生只好到医院就诊。接诊的医生详细询问病史，并做了眼底检查，测量了血压，同时也做了一些化验后终于找到了张先生红眼病的真正原因，是因为眼睛出血，而眼睛出血的罪魁祸首竟然是血压太高了。其实张先生患高血压已经很久了，只是平时自己没感觉到明显的症状，所以没太注意，如果不是这次眼睛出了问题，他可能还会被自己的身体继续蒙骗呢。

案例2：50岁的李先生，因为工作繁忙而很少关心自己的身体健康问题。近1周来，他常感觉眼前时不时有头发丝样的黑影飘来飘去，起初李先生以为是因为自己累的，并没有重视，但就在几天前，他的左眼突然什么也看不见了，于是他赶紧到医院眼科检查。眼科医生详细检查后表示，李先生的左眼是因为长期的高血压，导致眼睛的视网膜发生了严重的病变，所以才会突然失明。

从上面两个例子来看，高血压患者更应对自己身体的状况提高警惕，对于眼睛我们应该警惕以下症状的出现：①视力突然下降。②眼前总有黑影。③看东西变形。当眼睛有这些症状出现时应及时到医院就诊，可以进一步行检眼镜检查或眼底血管荧光造影检查，找到病因并明确损害程度，及早治疗。

高血压导致的眼底病变的程度还与得高血压时间的长短及其严重程度密切相关，随着血压的下降和控制，眼底出血、渗出等病变也随之逐渐好转，但到晚期则效果较差。因而高血压性视网膜病变越早治疗效果越好，同时高血压患者应该注意自己眼睛的变化，以便提前做好预防和治疗措施。

（燕晓翔）

第六节 高血压的危害之周围血管

外周动脉是指除冠状动脉和颅内动脉以外的动脉，包括主动脉、颈动脉、内脏动脉和四肢动脉。长期的高血压可以对这些血管造成不同程度的损害，导致血管出现狭窄、闭塞或瘤样扩张等病变。随着人口老龄化，这些疾病的发病率呈上升趋势。尽管近年来日益引起关注，但尚未像心脑血管病那样引起人们的高度重视。下面就介绍几种常见的与高血压相关的周围血管疾病。

一、高血压与主动脉夹层

主动脉夹层是指各种原因引起的主动脉壁分离。长期严重的高血压，不断地冲击血管内膜，造成血管内膜出现裂口，血液通过血管内膜裂口进入主动脉壁之间，形成真假两腔，在血压的作用下，主动脉壁撕裂范围可不断扩大，从而使夹层累及胸、腹主动脉及其分支。未经治疗的主动脉夹层24小时死亡率为50%。

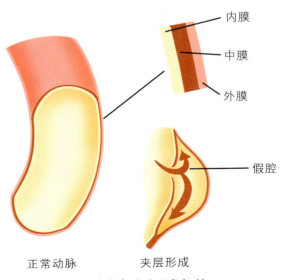

主动脉夹层的形成机制

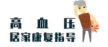

主动脉夹层的主要危险因素包括高血压和主动脉壁病变。70%~80%的患者常合并高血压，男女发病比例为（2~3）：1。国外文献报道主动脉夹层的发病率为每年（50~100）/10万人。高峰发病年龄是50~70岁，在40岁以下的女性患者中，50%的主动脉夹层发生在生育期。研究显示妊娠高血压和先兆子痫与25%~50%的生育期主动脉夹层有关。

主动脉夹层形成前多有血压升高、情绪激动、突然用力等诱因。撕裂后会因撕裂部位不同、撕裂波及血管范围不同而表现出不同症状，可突然出现剧烈的难以忍受的胸骨后或腹部疼痛，疼痛如刀割样或撕裂样，伴有焦躁不安、胸闷大汗、腹胀不适、血压升高、心率加快、两侧脉搏不等的一些症状，容易被误认为是心肌梗死或急腹症。由于动脉夹层的血管外壁非常薄，极易破裂而引起大出血，会发生血压下降、心包填塞、纵隔血肿、腹膜后积血等严重后果，一旦发生，病情极其严重，抢救成功率极低。

主动脉夹层的诊断主要依靠影像学证实主动脉存在分隔（真、假两腔）。选择何种检查方法取决于医生的经验。临床常用的检查方法有经胸/食道超声心动图、CTA、MRA和主动脉造影等。

二、高血压与胸主动脉瘤

胸主动脉瘤指胸主动脉的永久性扩张，其直径是正常胸主动脉直径的2倍以上。按发生部位可分为升主动脉瘤、弓部主动脉瘤、降主动脉瘤和胸腹主动脉瘤。随着人口老龄化，胸主动脉瘤的发病率逐年增多。有文献报道，胸主动脉瘤的发病率为每年10.4/10万人。高发年龄在59~69岁，男女发病比例为（2~4）：1。

高血压是胸主动脉瘤发生的公认的危险因素之一。未经治疗的胸主动脉瘤5年生存率不足39%，大部分死于瘤体破裂。研究证实胸主动脉瘤直径超过50mm，破裂风险巨大，且破裂率随瘤体增大而提高。当瘤体直径达到80mm时，其1年内破裂的概率达80%。

胸主动脉瘤早期可无明显特异性症状，一般可出现胸背部疼痛、

第三章 得了高血压，到底有多严重

局部压迫症状。动脉瘤压迫气管和支气管时引起呼吸困难和咳嗽，压迫食管引起吞咽困难，压迫喉返神经引起声嘶，压迫颈交感神经节会造成Horner综合征，压迫胸骨、肋软骨可产生胸部疼痛。若出现突发的剧烈胸背部疼痛同时伴有低血压，则需警惕动脉瘤破裂的可能。

胸主动脉瘤常用的检查手段包括：胸部X线片、经胸/食道超声心动图、CTA、MRA及主动脉造影。

三、高血压与下肢动脉粥样硬化

长期的高血压会加速下肢动脉粥样硬化的形成，导致下肢动脉血管管腔狭窄甚至闭塞。患者一般会出现下肢缺血的一些症状，可表现为下肢畏寒、冰凉，若病变继续加重，后期会出现间歇性跛行这一典型的下肢缺血症状。所谓间歇性跛行，是指我们走一段路后，出现患肢疲劳、酸痛，这时不得不停下来，被迫休息一段时间，休息后症状可完全缓解，缓解后可再次行走，症状会反复出现。若病变进一步发展，可出现静息痛，即在平时休息的时候就会出现明显的肢端疼痛。若最终动脉发生了闭塞，可导致动脉供血的肢端出现难以愈合的溃疡，甚至出现下肢坏死的症状。

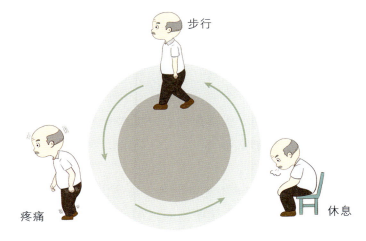

间歇性跛行

（燕晓翔）

第四章　得了高血压怎么办

第一节　就诊常识要知道

一、该选择去哪个科室就诊

通常来说，高血压属于心血管系统的疾病，大部分医护人员及患者都会首先考虑到心血管内科就诊。心血管内科医生会根据患者的症状、体征，必要时完善相关的辅助检查，明确高血压的诱因、病情程度，评估高血压对靶器官的损害情况，最终制订治疗方案、随访计划等。

但高血压属于一种体征，很多疾病都可以直接或间接地出现血压升高的临床表现，如内分泌科、肾内科、神经科、精神科的疾病等都有可能表现出高血压。当这些患者来到心血管内科就诊时，心血管内科医生会评估分析高血压的致病因素，必要时会进一步联系相关科室协同诊治。

因此，得了高血压，可首先考虑到心血管内科就诊。

二、常规检查有哪些

对于高血压患者来讲，尤其是首次发现高血压的患者，病史及表现、体格检查和实验室检查都必不可少。

1. 病史及表现

（1）家族史：询问患者有无高血压家族史以及心血管疾病家族史。

（2）病程：初次发现或诊断高血压的时间、场合，了解血压最高水平。

（3）高血压药物治疗史：说明既往及目前使用的降压药种类、剂量、疗效及有无不良反应。

（4）高血压相关的心血管疾病病史：如脑卒中或一过性脑缺血、冠心病、心力衰竭、心房颤动、周围血管病、糖尿病、痛风、血脂异常、肾脏疾病和性功能异常等症状和治疗情况。

（5）临床症状：高血压患者的临床表现各异，部分高血压患者早期并无特异性症状。常见的症状是头晕、头痛、疲劳、颈项强直、心悸等，这些症状仅仅在劳累、精神紧张、情绪波动后出现，随着病程延长，上述症状加重，甚至出现夜尿增多、无力、发作性软瘫、心悸、多汗等。部分患者可出现打鼾伴有呼吸暂停、记忆力下降、注意力不集中和胸闷、气短等疑似继发性高血压的症状。

（6）生活方式：盐、酒及脂肪的摄入量，吸烟情况、体力活动量，体重变化及睡眠习惯等。

（7）心理社会因素：包括家庭情况、工作环境、工作和生活经历、文化程度以及有无精神创伤等。

2. 体格检查

体格检查主要包括测量血压、脉率，体重指数（BMI），腰围及臀围，听诊注意心脏心音、心率及心律，血管杂音（颈动脉、肾动脉、腹主动脉等），检查四肢动脉搏动是否对称，四肢血压是否对称以及神经系统体征等。

3. 实验室检查

（1）基本项目：血生化（血钾、血钠、空腹血糖、血脂、血尿酸和肌酐）、外周血常规、尿液分析（尿蛋白、尿糖和尿沉渣镜检）、心电图、动态血压、肢体动脉检测。

（2）推荐项目：尿白蛋白、肌酐比值、尿蛋白定量、糖化血红蛋白、口服葡萄糖耐量试验、血高敏 CRP、心脏 B 超、颈动脉超声、眼底照相以及 X 线胸片、睡眠呼吸监测、头颅 MRI 等。

（3）继发性高血压筛查项目：血浆肾素活性或肾素浓度、血和尿醛固酮、血和尿皮质醇、血游离甲氧基肾上腺素及甲氧基去甲肾上腺素、血或尿儿茶酚胺、肾动脉超声和造影、肾和肾上腺超声、CT 或 MRI、

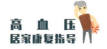

肾上腺静脉采血以及睡眠呼吸监测等。

三、高血压风险水平分层

（1）高血压患者的诊断和治疗不能只根据血压水平情况，需对患者进行心血管综合风险的评估并分层。高血压患者的心血管综合风险的评估并分层，有利于确定启动降压治疗的时机，优化降压治疗方案，确立更合适的血压控制目标和进行患者的综合管理。

（2）简易方法：根据病史、体格检查和推荐的基本实验室检查项目，采用简易风险分层方法，对高血压患者心血管风险水平进行分层（表4-1-1）。

表4-1-1 高血压患者心血管风险水平分层

其他心血管危险因素和疾病史	血压（mmHg）			
	SBP 130~139 和/或 DBP 85~89	SBP 140~159 和/或 DBP 90~99	SBP 160~179 和/或 DBP 100~109	SBP ≥ 180 和/或 DBP ≥ 110
无	—	低危	中危	高危
1~2个其他危险因素	低危	中危	中/高危	很高危
≥ 3个其他危险因素，靶器官损害，或CKD 3期，无并发症的糖尿病	中/高危	高危	高危	很高危
临床并发症，或CKD ≥ 4期，有并发症的糖尿病	高/很高危	很高危	很高危	很高危

注：CKD为慢性肾脏疾病；SBP为收缩压；DBP为舒张压；CKD 3期估算的肾小球滤过率为30~59ml·min^{-1}·(1.73m^2)$^{-1}$；CKD 4期估算的肾小球滤过率为15~29ml·min^{-1}·(1.73m^2)$^{-1}$；1mmHg=0.133kPa

（3）升级方法：根据血压升高患者的危险因素、器官损害和伴发临床疾病进行分层（表4-1-2）。

第四章 得了高血压怎么办

表 4-1-2 影响高血压患者心血管预后的重要因素

心血管危险因素	靶器官损害	伴发临床疾病
• 高血压（1~3级） • 男性＞55岁；女性＞65岁 • 吸烟或被动吸烟 • 糖耐量受损 餐后2h血糖7.8~11.0mmol/L 和/或空腹血糖异常（6.1~6.9mmol/L） • 血脂异常 TC≥5.2mmol/L（200mg/dl）或 LDL-C≥3.4mmol/L（130mg/dl），HDL-C＜1.0mmol（40mg/dl） • 早发心血管病家族史 一级亲属发病年龄＜50岁 • 腹型肥胖 腰围：男性≥90厘米；女性≥85厘米 或BMI≥28kg/m²	• 左心室肥厚 心电图：Sokolow-Lyon电压＞3.8mV 或Cornell乘积＞244mV·ms^{-1} 超声心动图LVMI：男≥115g/m²，女≥95g/m² • 颈动脉超声 IMT≥0.9mm或动脉粥样斑块 • eGFR降低 [eGFR 30~59ml·min^{-1}·(173m²)$^{-1}$] 或血清肌酐轻度升高：男性115~133μmol/L（1.3~1.5mg/dl） 女性107~124μmol/L（1.2~1.4mg/dl） • 微量白蛋白尿30~300mg/24h 或尿白蛋白/肌酐比≥30mg/g（3.5mg/mmol）	• 脑血管病 脑出血，缺血性脑卒中，短暂性脑缺血发作 • 心脏疾病 心肌梗死史，心绞痛，冠状动脉血运重建，慢性心力衰竭，心房颤动 • 肾脏疾病 糖尿病肾病 肾功能受损：eGFR＜30ml·min^{-1}·(1.73m²)$^{-1}$ 血肌酐升高：男性≥133μmol/L（1.5mg/dl）；女性≥124μmol/L（1.4mg/dl） 蛋白尿（≥300mg/24h） • 外周血管疾病 • 视网膜病变 出血或渗出，视神经盘水肿 • 糖尿病 新诊断：空腹血糖≥7.0mmol/L（126mg/dl）；餐后血糖≥11.1mmol/L（200mg/dl） 已治疗但未控制：糖化血红蛋白≥6.5%

注：LVMI为左心室重量指数；IMT为颈动脉内膜中层厚度；eGFR为估算的肾小球滤过率

四、需要做哪些治疗

1. 非药物治疗

生活方式干预在任何时候对于高血压患者（包括正常高值者和需要药物治疗的高血压患者）都是合理、有效的治疗手段，生活方式干预的

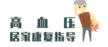

目的是降低血压、控制其他危险因素和临床情况。生活方式干预对降低血压和心血管疾病发生风险的作用是肯定的，所有患者都应该采用，主要措施包括以下几种。

（1）减少盐的摄入，每人每天食盐的摄入量逐步降至6克以下，增加富含钾的食物。有研究显示，对比高血压和正常血压人群，适度减少盐的摄入，可使血压分别降低4.8/2.5mmHg和1.9/1.1mmHg。

（2）合理膳食：美国有一项研究发现，增加蔬菜、水果、低脂奶制品、全谷类、家禽肉、鱼肉和坚果的摄入，减少糖类、含糖饮料和油脂量（特别是富含饱和脂肪酸的动物性油脂）的摄入，可使正常血压或轻度高血压人群血压降低6/4mmHg，且在2周内就能取得好的疗效。

（3）控制体重（成人控制BMI＜24kg/m²，男性腰围＜90厘米，女性腰围＜85厘米）：超重或肥胖者减重可使血压明显下降，这一效应独立于运动。膳食不限盐时，减轻体重也可以使血压下降，如果再配合限钠饮食，降压效应可加强。体重减轻与血压下降的关系通常是：每减少1千克体重，血压下降0.5~2mmHg。

（4）不吸烟，彻底戒烟，同时避免被动吸烟。

（5）不饮或限制饮酒：相比不饮酒者，每天饮用酒精饮料≥2标准杯的女性和每天饮用酒精饮料≥3标准杯的男性，高血压的发病率显著增加。建议每天酒精摄入量男性不超过25克，女性不超过15克；每周酒精摄入量男性不超过140克，女性不超过80克；白酒、葡萄酒、啤酒的摄入量分别少于50毫升、100毫升、300毫升。

（6）加强运动：中等强度有氧运动，每周4~7次；每次持续30~60分钟。有氧运动可使收缩压和舒张压平均降低4~6mmHg和3mmHg，抗阻运动训练也有这一作用，且独立于体重减轻。大多数显示血压下降研究所用的运动模式是：每周3~4次持续约40分钟的中等强度有氧运动，为期12周。

（7）减轻精神压力，保持心理平衡和良好睡眠。

（8）对所有患者及家属进行有针对性的健康教育，并贯穿管理始终，

第四章 得了高血压怎么办

内容包括对疾病的认识，饮食、运动指导，心理支持，血压自我监测等，与患者一起制订生活方式改进目标，并在下一次随访时评估进展。

2. 药物治疗

（1）治疗原则：根据适应证选择降压药，临床常用的五大类降压药包括血管紧张素转换酶抑制剂（ACEI）、血管紧张素Ⅱ受体拮抗剂（ARB）、钙通道阻滞剂（CCB）、利尿剂和β受体阻滞剂，这几类药物均可作为初始治疗用药，建议根据血压类型、是否有合并症，有针对性地选择药物。

（2）起始剂量：一般患者采用常规剂量；老年人特别是高龄老年人从安全的角度考虑，初始治疗可先采用小剂量，能耐受之后再增加至常规剂量。

（3）长效降压药：优先推荐可以维持24小时的长效降压药。如使用中、短效制剂，则需每天给药2~3次，以达到平稳控制血压的目的。

（4）联合治疗：对SBP≥160mmHg和/或DBP≥100mmHg的高危患者和单药治疗未达标的高血压患者应给予联合降压治疗，包括自由联合或单片复方制剂。对SBP≥140mmHg和/或DBP≥90mmHg的中危患者，从依从性角度考虑，固定复方制剂有更好的适应性，在保证患者安全的情况下也可起始联合治疗。联合应用降压药已成为降压治疗的基本方法，为了达到目标血压水平，大部分高血压患者需要使用2种或2种以上降压药。

（5）个体化治疗：根据患者合并症的不同和药物疗效及耐受性，以及患者个人意愿或长期承受能力，选择适合患者的降压药。

（6）药物经济学：高血压患者须终身治疗，需要考虑成本与效益的关系。

3. 特殊人群的降压治疗方案

特殊人群主要包括老年人和有合并症的患者（因为降压效应及合并症等特点需要特殊调整用药方案）。

（1）老年高血压：①65~79岁的老年人，血压≥150/90mmHg

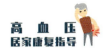

时需要开始药物治疗，血压≥140/90mmHg时可根据情况考虑是否药物治疗。≥80岁的老年人，SBP≥160mmHg时开始药物治疗。②65~79岁的老年人，首先应将血压降至<150/90mmHg；若能耐受，可进一步降至<140/90mmHg。≥80岁的老年人应降至<150/90mmHg。

（2）高血压合并脑卒中：①治疗对象为病情稳定的脑卒中患者，SBP≥140mmHg和/或DBP≥90mmHg时。②通常降压目标为<140/90mmHg。③对于急性缺血性脑卒中并准备溶栓者，血压应控制在<180/110mmHg。④对于急性脑出血患者，当SBP＞220mmHg时应积极使用静脉降压药降低血压，而当患者SBP＞180mmHg时，可使用静脉降压药控制血压。160/90mmHg可作为参考的降压目标值。

（3）高血压合并冠心病：①推荐将血压<140/90mmHg作为合并冠心病的高血压患者的降压目标。②如果能耐受，可将血压降至<130/80mmHg，应注意DBP不宜降得过低。③稳定型心绞痛的降压药应首选β受体阻滞剂或CCB。

（4）高血压合并心力衰竭：①推荐的降压目标为<130/80mmHg。②高血压合并射血分数降低的慢性心力衰竭（HFrEF）首选ACEI（不能耐受者可用ARB）、β受体阻滞剂和螺内酯。

（5）高血压合并肾脏疾病：①慢性肾脏疾病（CKD）患者的降压目标为无白蛋白尿者<140/90mmHg，有白蛋白尿者<130/80mmHg。②建议18~60岁的CKD合并高血压患者在SBP≥140mmHg和/或DBP≥90mmHg时启动药物降压治疗。③CKD合并高血压患者的初始降压治疗应包括一种ACEI或ARB，单独或联合其他降压药，但不建议ACEI和ARB联合。

（6）高血压合并糖尿病：①糖尿病患者的降压目标为<130/80mmHg。②SBP在130~139mmHg或者DBP在80~89mmHg的糖尿病患者，可进行不超过3个月的非药物治疗。如血压不能达标，则采用药物治疗。③SBP≥140mmHg和/或DBP≥90mmHg的患者，

应在非药物治疗基础上立即开始用药。伴微量白蛋白尿的患者应立即使用药物。④首选 ACEI 或 ARB，如需联合用药，以 ACEI 或 ARB 为基础。

（7）难治性高血压：①在改善生活方式的基础上应用可耐受的足够剂量且合理的 3 种降压药至少治疗 4 周后，血压值仍在目标水平之上，或至少需 4 种药物才能使血压达标，称难治性高血压。②寻找影响血压控制不良的原因和并存的疾病因素：较常见的原因是患者未坚持服药、降压药选择和使用不当、应用了降低降压疗效的药物等。不良生活方式、肥胖、高盐摄入或某些并存疾病状况等也可引起难治性高血压。排除上述因素后，应警惕继发性高血压的可能。

（8）高血压急症和亚急症：①高血压急症是指原发性或继发性高血压患者在某些诱因作用下，血压突然和显著升高，同时伴有进行性心、脑、肾等重要器官损伤表现。此类患者治疗应使用静脉降压药，必要时需及时转诊至更高级别的医院。②高血压亚急症指血压显著升高，但不伴急性器官损害。患者可有血压明显升高所致的症状，如头痛、胸闷、鼻出血、烦躁不安等。治疗以口服药物治疗为主。

（梁进杰）

第二节　药物治疗及分类

一、降压治疗策略

（一）降压治疗的根本目标

高血压通常合并有其他心血管疾病、靶器官损害，应根据患者的血压水平和总体风险水平，决定给予改善生活方式和降压药的时机与强度，同时对于相关危险因素、靶器官损害和并存的临床疾病进行干预。我国高血压患者目前仍以脑卒中为主要并发症，应采取强化降压的治疗方法。

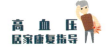

（二）降压达标的方式

除高血压急症、亚急症外，大多数高血压患者应根据病情，在4周内或12周内将血压逐渐降至目标水平。年轻、病程较短的高血压患者，降压速度可稍快；老年人、病程较长、有合并症且耐受性差的患者，降压速度可稍慢。

（三）降压治疗的时机

降压治疗的时机取决于心血管风险评估水平，在改善生活方式的基础上，血压仍超过140/90mmHg和/或目标水平的患者应给予药物治疗。高危和很高危的患者，应及时启动降压药治疗，并对并存的危险因素和合并的临床疾病进行综合治疗；中危患者，可观察数周，评估靶器官损害情况，改善生活方式，如血压仍不达标，则开始药物治疗；低危患者，可对患者进行1~3个月的观察，密切随诊，尽可能进行诊室外血压监测，评估靶器官损害情况，改善生活方式，若血压仍不达标则可开始降压治疗。

二、常用降压药的种类和作用特点

上文说过，临床常用的五大类降压药包括血管紧张素转换酶抑制剂（ACEI）、血管紧张素Ⅱ受体拮抗剂（ARB）、钙通道阻滞剂（CCB）、利尿剂和β受体阻滞剂。五大类降压药均可作为初始和维持用药的选择，应根据患者的危险因素、靶器官损害以及合并症的情况，合理使用药物，优先选择某类降压药。α受体阻滞剂或肾素抑制剂有时也可被应用于某些高血压人群。下面分别说明各类降压药的优缺点。

1. 血管紧张素转换酶抑制剂（ACEI）

该类药物的作用机制是抑制血管紧张素转换酶，阻断肾素血管紧张素Ⅱ的生成，抑制激肽酶的降解从而发挥降压作用。ACEI降压作用明确，对糖脂代谢无不良影响。限盐或加用利尿剂可增强ACEI的降压效果。尤其适用于伴慢性心力衰竭、心肌梗死后心功能不全、心房颤动预防、糖尿病肾病、非糖尿病肾病、代谢综合征、蛋白尿或微量白蛋白尿患者。

第四章 得了高血压怎么办

ACEI 根据化学性质可以分为三类。第一类为含有巯基的 ACEI 类，常用的药物有卡托普利，属于短效药物；第二类为含有羧基的 ACEI 类，一般是中效和长效药物，常用的有依那普利、培哚普利、贝那普利、西拉普利等，一般每天 1 次，口服；第三类为含有磷酸的 ACEI 类，目前经常使用的有福辛普利，一般每天 1~2 次。第二和第三类药物都是中长效药物，是治疗原发性高血压最常选择的。

ACEI 最常见的不良反应为干咳，多见于用药初期，症状较轻者可坚持服药，不能耐受者可改用 ARB。其他不良反应有低血压、皮疹，偶见血管神经性水肿及味觉障碍。长期应用有可能导致血钾升高，应定期监测血钾和血肌酐水平。禁忌证为双侧肾动脉狭窄、高钾血症等。

2. 血管紧张素Ⅱ受体拮抗剂（ARB）

ARB 的作用机制是阻断血管紧张素Ⅱ受体而发挥降压作用。有研究显示，ARB 可降低有心血管疾病史（冠心病、脑卒中、外周动脉病等）的患者心血管并发症的发生率和高血压患者心血管事件风险，降低糖尿病或肾病患者的蛋白尿及微量白蛋白尿。ARB 尤其适用于伴左心室肥厚、心力衰竭、糖尿病肾病、冠心病、代谢综合征、微量白蛋白尿或蛋白尿患者以及不能耐受 ACEI 的患者，并可预防心房颤动。

常用的代表药有氯沙坦（科索亚）、缬沙坦（代文）、厄贝沙坦（安博维）、替米沙坦（美卡素）、坎地沙坦等，另外还有一些复合制剂如缬沙坦/氨氯地平、氯沙坦/氢氯噻嗪等。

不良反应较少，长期应用可升高血钾，特别是在联用螺内酯或补钾药时应注意定期复查电解质，注意监测血钾水平变化。可能导致直立性低血压、头晕、头痛，还有消化道的症状如恶心、呕吐等。最严重的可能会导致过敏性休克，甚至危及患者生命。在服药过程中要密切观察，一旦出现严重的不良反应要及时停药或者减少药物的剂量。对于双侧肾动脉狭窄、妊娠及计划妊娠妇女、高钾血症者、肌酐水平 >3mg/dl 的严重肾功能不全者禁用。对于肌酐水平 <3mg/dl 的患者如果应用 ARB 药物后肌酐水平较基线上升超过 30% 者也要重视，如果找不到肌酐升高

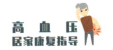

的原因也要停药，如果上升超过 50% 要停药。

3. 钙通道阻滞剂（CCB）

钙离子是维持机体细胞正常功能的重要离子，它可以维持细胞膜两侧的生物电位，维持正常的神经传导功能，维持正常的肌肉收缩与舒张功能及神经-肌肉传导功能，还有一些激素的作用机制均通过钙离子表现出来。CCB 主要通过阻断血管平滑肌细胞上的钙离子通道发挥扩张血管、降低血压的作用。

CCB 包括二氢吡啶类和非二氢吡啶类。各种 CCB 扩张血管的程度不同，以二氢吡啶类作用最强，我国以往完成的较大样本的降压治疗临床试验多以二氢吡啶类 CCB 为研究用药，并证实以二氢吡啶类 CCB 为基础的降压治疗方案可显著降低高血压患者脑卒中的风险。二氢吡啶类 CCB 主要包括：硝苯地平、尼卡地平、尼群地平、氨氯地平、尼莫地平等，可与其他类降压药联合应用，尤其适用于老年高血压，收缩期高血压，伴稳定型心绞痛、冠状动脉或颈动脉粥样硬化及周围血管病患者。

CCB 的不良反应有服药后出现外周水肿、头晕、头痛、恶心、乏力和面部潮红、一过性低血压等，个别患者发生心绞痛，可能与低血压反应有关。还可见心悸、胸闷、气短、便秘、腹泻、胃肠痉挛、腹胀、平衡失调等。二氢吡啶类 CCB 没有绝对禁忌证，但心动过速与心力衰竭患者应慎用。急性冠状动脉综合征患者一般不推荐使用短效硝苯地平。

4. 利尿剂

利尿剂主要通过利钠排尿、降低容量负荷而发挥降压作用。用于控制血压的利尿剂主要是噻嗪类利尿剂，分为噻嗪型利尿剂和噻嗪样利尿剂两种，前者包括氢氯噻嗪和苄氟噻嗪等，后者包括氯噻酮和吲达帕胺等。在我国，常用的噻嗪类利尿剂主要是氢氯噻嗪和吲达帕胺。有研究证实吲达帕胺降压治疗可明显减少脑卒中再发风险，该药物兼有扩张血管和利尿双重作用。小剂量噻嗪类利尿剂（如氢氯噻嗪 6.25~25 毫克）对代谢影响很小，与其他降压药（尤其 ACEI 或 ARB）合用可显著增加后者的降压作用，起到 1+1 > 2 的效果，临床上也有一些复合制剂如复

第四章　得了高血压怎么办

代文（缬沙坦/氢氯噻嗪）、海捷亚（氯沙坦/氢氯噻嗪）、安博诺（厄贝沙坦/氢氯噻嗪）等，对降压会起到事半功倍的效果。此类药物尤其适用于老年高血压、收缩期高血压或高血压伴心力衰竭患者，也是难治性高血压的基础药物之一。其不良反应与剂量密切相关，通常采用小剂量。

噻嗪类利尿剂可引起低血钾，长期应用者应定期监测血钾，并适量补钾，痛风急性期患者禁用。如果只是一般或无症状性高尿酸血症者，使用利尿剂后应监测尿酸水平变化。明显肾功能不全者慎用，特别是高龄老年人，要注意选择适应证和定期监测复查电解质、尿酸等。除此之外，长期应用利尿剂有可能出现血脂、血糖代谢紊乱，应注意动态监测。当噻嗪类药物疗效不佳，尤其当伴有肾功能不全或出现高血压危象时，袢利尿剂，如呋塞米尤为适用，但该药物不作为治疗原发性高血压的首选药物。

保钾利尿剂如阿米洛利、醛固酮受体拮抗剂如螺内酯等也可用于控制难治性高血压。在利钠排尿的同时不增加钾的排出，与其他具有保钾作用的降压药如 ACEI 或 ARB 合用时需注意发生高钾血症的危险。螺内酯长期应用有可能导致男性乳房发育等不良反应。总之，利尿剂长期应用要注意其副作用。

5. β 受体阻滞剂

β 受体阻滞剂是能选择性地与 β 肾上腺素受体结合，从而拮抗神经递质和儿茶酚胺对 β 受体的激动作用的一种药物，主要通过抑制过度激活的交感神经活性、抑制心肌收缩力、减慢心率发挥降压作用。

β 受体阻滞剂分为三类：①非选择性的 β 受体阻滞剂，同时阻断 $β_1$ 和 $β_2$ 受体，如普萘洛尔等；②选择性的 β 受体阻滞剂，对 $β_2$ 受体影响小或几乎无影响，如比索洛尔、美托洛尔等，既可降低血压，也可保护靶器官、降低心血管事件风险；③阻断 $α_1$ 和 β 受体，如卡维地洛。

无并发症的中青年高血压患者可考虑应用 β 受体阻滞剂。合并下列情况的高血压患者应优先使用 β 受体阻滞剂：快速性心律失常（如窦性心动过速、心房颤动），冠心病（心绞痛、心肌梗死后），慢性心力

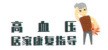

衰竭，交感神经活性增高，围术期高血压，高循环动力状态如甲状腺功能亢进。推荐应用的β受体阻滞剂包括比索洛尔、美托洛尔和卡维地洛。这些药物对代谢影响小，不良反应少。

β受体阻滞剂常见的不良反应有：①心血管系统，可减慢心率，甚至造成严重心动过缓和房室传导阻滞，主要见于窦房结和房室结功能受损的患者，二、三度房室传导阻滞者禁用。②代谢系统，1型糖尿病患者应用非选择性β受体阻滞剂可掩盖低血糖的一些警觉症状如震颤、心动过速。③呼吸系统，可导致气道阻力增加，禁用于哮喘或支气管痉挛性慢性阻塞性肺病患者。④中枢神经系统，可产生疲劳、头痛、睡眠紊乱、失眠、多梦和压抑等。⑤撤药综合征，长期治疗后突然停药可发生，表现为高血压、心律失常、心绞痛恶化，故该药物应该逐渐减量至停药。

6. α受体阻滞剂

α受体阻滞剂通过选择性阻滞血管平滑肌突触后膜$α_1$受体，扩张血管产生降压效应。该类药不作为高血压治疗的首选药，可用于高血压合并良性前列腺增生、高血压合并糖脂代谢异常、难治性高血压、高血压急症等。临床常用有哌唑嗪、特拉唑嗪、多沙唑嗪、布那唑嗪、曲马唑嗪及乌拉地尔等。

该类药物容易发生直立性低血压，故开始给药应在入睡前，预防直立性低血压发生，使用中注意测量坐、立位血压，最好使用控释制剂。直立性低血压患者禁用。冠心病、心动过速、溃疡病、心力衰竭、肾功能不全患者慎用。

7. 肾素抑制剂

肾素抑制剂的作用机制是直接抑制肾素，减少血管紧张素Ⅱ的产生，可显著降低患者的血压水平。这类药物耐受性良好，代表药物为阿利吉仑，它是一种可口服、非蛋白、低分子量的肾素抑制剂，口服吸收好、半衰期长，与导致反应性血浆肾素活性增加的利尿药、ACEI或ARB联合用药展现了协同作用。

最常见的不良反应为皮疹、腹泻。

第四章 得了高血压怎么办

三、降压药的联合应用

《2018年欧洲心脏病学会与欧洲高血压学会高血压管理指南》指出：初始两药联合可以快速、有效降压，同时耐受性良好，有更好的依从性。单片固定复方制剂更有助于提高患者的依从性，也可以与其他有优势选择的药物联用，从而使患者在减少服药片数的同时获得更简便有效的治疗，达到改善降压达标速度的目的。联合应用降压药已成为降压治疗的基本方法。为了达到目标血压水平，大部分高血压患者需要使用2种或2种以上的降压药。

1. 联合用药的适应证

血压≥160/100mmHg或高于目标血压20/10mmHg的高危人群，往往初始治疗即需要应用2种降压药。如血压超过140/90mmHg，也可考虑初始小剂量联合降压药治疗。如仍不能达到目标血压，可在原药基础上加量，或可能需要3种甚至4种以上降压药。

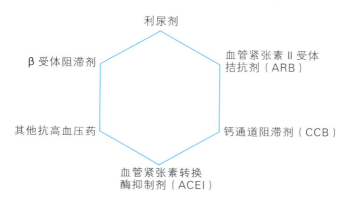

常用降压药

2. 联合用药的方法

两药联合时，降压作用机制应具有互补性，同时具有相加的降压作用，并可互相抵消或减轻不良反应。例如，在应用ACEI或ARB基础上加用小剂量噻嗪类利尿剂，可以达到甚至超过将原有的ACEI或ARB剂

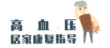

量倍增的降压幅度。同样加用二氢吡啶类 CCB 也有相似效果。

3. 联合用药方案

（1）ACEI 或 ARB+ 噻嗪类利尿剂：ACEI 和 ARB 可使血钾水平略有上升，能拮抗噻嗪类利尿剂长期应用所致的低血钾等不良反应，合用有协同作用，增加降压效果。

（2）二氢吡啶类 CCB+ACEI 或 ARB：钙通道阻滞剂（CCB）具有直接扩张动脉的作用，ACEI 或 ARB 既能扩张动脉，又能扩张静脉，故两药合用有协同降压作用。二氢吡啶类 CCB 常见的不良反应为踝部水肿，可被 ACEI 或 ARB 减轻或抵消。

（3）二氢吡啶类 CCB+ 噻嗪类利尿剂：可降低高血压患者脑卒中发生的风险。

（4）二氢吡啶类 CCB+β 受体阻滞剂：CCB 具有扩张血管和轻度增加心率的作用，可抵消 β 受体阻滞剂的缩血管及减慢心率的作用。两药联合可使不良反应减轻。

临床上主要推荐应用的优化联合治疗方案是：二氢吡啶类 CCB+ARB，二氢吡啶类 CCB+ACEI，ARB+ 噻嗪类利尿剂，ACEI+ 噻嗪类利尿剂，二氢吡啶类 CCB+ 噻嗪类利尿剂，二氢吡啶类 CCB+β 受体阻滞剂。

多种药物的合用：①三药联合方案，在上述各种两药联合方式中加上另一种降压药便构成三药联合方案，其中二氢吡啶类 CCB+ACEI（或 ARB）+ 噻嗪类利尿剂组成的联合方案最为常用。②四药联合方案，主要适用于难治性高血压患者，可以在上述三药联合基础上加用第 4 种药物如 β 受体阻滞剂、醛固酮受体拮抗剂、氨苯蝶啶、可乐定或 α 受体阻滞剂等。

4. 单片复方制剂（SPC）

SPC 是常用的一组高血压联合治疗药物，通常由不同作用机制的 2 种或 2 种以上的降压药组成，优点是使用方便，可改善治疗的依从性及疗效，是联合治疗的新趋势。

第四章 得了高血压怎么办

新型 SPC 一般由不同作用机制的 2 种药物组成,多数每天口服 1 次,使用方便,可改善依从性。目前我国上市的新型 SPC 主要包括:ACEI+噻嗪类利尿剂,ARB+噻嗪类利尿剂,二氢吡啶类 CCB+ARB,二氢吡啶类 CCB+ACEI,二氢吡啶类 CCB+β 受体阻滞剂,噻嗪类利尿剂+保钾利尿剂等。

四、老年高血压的药物治疗

1. 研究证据

有研究显示,药物治疗可显著降低脑卒中、冠心病发病率和总死亡率,药物治疗显著减少脑卒中、老年死亡人数、心力衰竭和心血管事件,分别减少 30%、21%、64% 和 34%。我国的临床试验结果表明,老年人甚至高龄老年人的抗高血压药物治疗可以显著获益。

2. 降压的目标值

老年高血压治疗的主要目标是 SBP 达标,依据个体化确定血压起始治疗水平和治疗目标值。65~79 岁老年人,血压 ≥ 150/90mmHg 时推荐开始药物治疗,首先应降至 <150/90mmHg,如果能耐受,可进一步降至 <140/90mmHg;≥ 80 岁的老年人,SBP ≥ 160mmHg 时开始药物治疗,应降至 <150/90mmHg。患者如果 SBP<130mmHg 且耐受良好,可继续治疗而不必回调血压水平。双侧颈动脉狭窄程度 >75% 时,中枢血流灌注压下降,降压过度可能增加脑缺血风险,降压治疗应以避免脑缺血症状为原则,宜适当放宽目标血压值。衰弱的高龄老年人降压应注意监测血压,降压速度不宜过快,降压水平不宜过低。

3. 药物应用方法

老年高血压治疗药物选择:推荐利尿剂、CCB、ACEI 或 ARB,它们均可作为初始或联合药物治疗。应从小剂量开始,逐渐增加至最大剂量。无并存疾病的老年高血压不宜首选 β 受体阻滞剂。利尿剂可能降低糖耐量,诱发低血钾、高尿酸和血脂异常,需小剂量使用。α 受体阻滞剂可用作伴良性前列腺增生或难治性高血压患者的辅助用药,但高龄

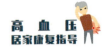

老年人以及有体位血压变化的老年人使用时应当注意直立性低血压。

老年收缩期高血压的药物治疗：舒张压 <60mmHg 的患者若收缩压 <150mmHg，可不用药物；若收缩压为 150~179mmHg，可用小剂量降压药；若收缩压 ≥ 180mmHg，需用降压药，用药中应密切观察血压的变化和不良反应。

（王灵芝）

第三节　生活方式指导

高血压患者的首要治疗目标是最大限度地降低心血管疾病发病和死亡的风险。除了降压治疗之外，还需要控制所有可逆的危险因素，包括吸烟、血脂异常和糖尿病，同时须治疗并存的特殊情况。建议普通高血压患者的血压（收缩压和舒张压）均应严格控制在 140/90mmHg 以下；糖尿病和肾病患者的血压则应降至 130/80mmHg 以下；老年人收缩压应降至 150mmHg 以下。

高血压患者的治疗方案包括非药物治疗和药物治疗。在非药物治疗方面，生活方式的调整是所有治疗的基础。所有患者，包括需药物治疗的患者均应改善生活方式。

一、高血压患者生活方式干预

生活方式干预在任何时候对任何高血压患者（包括正常高值者和需要药物治疗的高血压患者）都是合理、有效的治疗手段，其目的是降低血压、预防或延迟高血压的发生、降低心血管疾病发生的风险。生活方式干预降低血压的主要措施包括以下几个方面。

（1）减少钠盐摄入，增加钾、钙摄入。每人每天食盐摄入量 <6 克。

（2）合理膳食，平衡饮食。

（3）控制体重，使 BMI<24；男性腰围 <90 厘米；女性腰围

第四章 得了高血压怎么办

<85厘米。

（4）彻底戒烟，避免被动吸烟。

（5）不饮或限制饮酒。

（6）增加中等强度的运动，每周4~7次，每次持续30~60分钟。

（7）减轻精神压力，保持心理平衡。

生活方式干预包括提倡健康的生活方式，消除不利于身体和心理健康的行为和习惯。

1. 减少钠盐摄入，增加钾、钙摄入

钠盐可显著升高血压，适度减少钠盐摄入可有效降低血压。高钠、低钾是我国高血压发病的重要危险因素。

相信大家都很明白，"低盐"就是少吃咸菜，做菜少放点盐，每天食盐摄入量＜6克。但是，我们要注意的是平时吃的东西含有大量的"隐形盐"，比如说酱油、味精、海产品干货类、火锅蘸料、果脯、一些坚果，等等，尽量避免或减少食用含盐量较高的加工食品，如咸菜、火腿、各类炒货和腌制品，平时多吃新鲜食物，可以生吃的蔬菜尽量少蘸酱吃。在烹调时尽可能使用定量盐勺，以起到警示的作用。

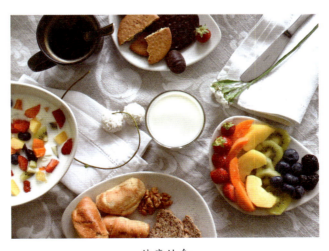

健康饮食

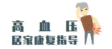

增加膳食中钾摄入量可降低血压。主要措施为：增加富钾食物（新鲜蔬菜、水果和豆类）的摄入量；肾功能良好者可选择低钠富钾替代盐。不建议服用钾补充剂（包括药物）来降低血压。肾功能不全者补钾前应先咨询医生。

增加钙的摄入，低钙饮食易导致血压升高。钙摄入量与年龄相关性收缩压升高幅度呈负相关。简单安全有效的补钙方法是选择适宜的高钙食物，特别是保证奶类及其制品的摄入，每天250~500毫升脱脂或低脂牛奶。乳糖不耐受者可食用酸牛奶或去乳糖奶粉。部分患者可在医生指导下选择补充钙制剂。

2. 合理膳食

合理膳食模式可降低人群高血压、心血管疾病的发病风险。建议高血压患者和有高血压风险的正常血压者，饮食以水果、蔬菜、低脂奶制品、富含食用纤维的全谷物、植物来源的蛋白质为主，减少饱和脂肪和胆固醇的摄入。防止高血压的饮食方法（DASH饮食）包含丰富的新鲜蔬菜、水果、低脂（或脱脂）乳制品、鱼、禽、豆类和坚果等，其饱和脂肪和胆固醇水平低，以维持足够的钾、镁、钙等微量元素和优质蛋白质及纤维素的摄取。在高血压患者中，DASH饮食可分别降低收缩压11.4mmHg、舒张压5.5mmHg；一般人群可降低收缩压6.74mmHg、舒张压3.54mmHg，高血压患者控制热量摄入，血压降幅更大。依从DASH饮食能够有效降低冠心病和脑卒中风险。

这里需要特别指出：大家对"低脂"误解最大，认为低脂就是不吃肉，不吃动物脂肪。其实，我们要知道不光动物有脂肪，有些素食也含有大量的脂肪，坚果类就是这样的食物。坚果类吃多了，油脂摄入依然过高。并且，很多人即便炒菜也喜欢放很多油，这样摄入的脂肪并没有减少。油脂是维持身体运行的必需品，很多物质都是脂溶性的，少吃不是不吃，鱼、蛋、禽这类食物一定要吃。营养均衡才是抵抗疾病的基础。

第四章　得了高血压怎么办

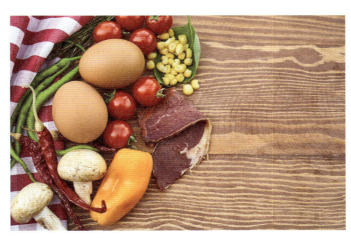

健康饮食

那么长期素食会不会影响血压？答案是"会"，但是不是降低血压而是升高血压。在大多数人的认知里，只有那些爱吃大鱼大肉的人才会得高血压，素食主义者都是很健康的。这种想法是片面的，素食主义者也是会得高血压的。

研究显示，全素饮食的人容易得高血压，这是由于他们患上了"新陈代谢症候群"。"新陈代谢症候群"指的是由于不正常的新陈代谢所引发的一连串合并症。通常在腰围、血压、甘油三酯、高密度脂蛋白和空腹血糖5个判定指标中至少有3个超标。

《中国居民膳食指南》第一部分第四条明确指出：常吃适量的鱼、禽、蛋和瘦肉。动物性食物是人类优质蛋白质、脂类、脂溶性维生素、维生素B族和矿物质的良好来源，是平衡膳食的重要组成部分。因此，不吃肉是不科学的饮食方式。

长期吃素会造成蛋白质缺乏。蛋白质不足会使身体虚弱，免疫力下降，导致各种疾病的发生，包括恶性肿瘤，特别是易引起消化道肿瘤。另外，蛋白质不足也会减少睾丸激素的分泌，严重影响性功能，同时，长期吃素的人锌的摄入也会减少，使男人精子的活力降低，影响生育功能。

维生素B_{12}几乎只存在于动物性食物中，所以不吃肉的人就会缺乏

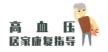

维生素 B_{12}。维生素 B_{12} 水平很低的人极有可能患上脑萎缩。另外，植物性食物中不仅含铁少，而且为非血红素铁，不易被人体吸收和利用，因此长期吃素的人更易缺铁，也能引起缺铁性贫血。

由于胆固醇只存在于动物体内，植物不含胆固醇，故长期吃素会导致胆固醇不足，引发低胆固醇血症，造成免疫力低下，诱发老年抑郁症、脑出血，影响婴幼儿智力发育，严重影响我们的健康。另外，由于人体进食油腻食物后，会刺激胆囊收缩，促进胆汁分泌，可帮助食物消化吸收。长期吃素的人摄入的纤维素含量较高，会影响胆囊收缩和胆汁分泌，使胆汁长期在胆囊内淤积，易引起胆结石。因此，我们可以看出，长期吃素的人营养摄入很不均衡，会导致一系列的问题和疾病的发生。

（1）高血压患者应该如何吃肉

1）如果肾功能正常，每周吃 3 次肉是没有问题的。摄入量以每千克体重摄取 1 克左右为标准。如果肾功能受损，则要另当别论。

2）吃肉的优选顺序应为海鱼、一般鱼类、禽类、红瘦肉。虽然有所侧重，但我们尽量要在一段时间内多种肉类食物轮换着吃，这样才能保证营养均衡。高血压患者忌吃肥肉、鸡皮。

3）如果这一顿吃肉了，就相应地少吃一点糖类食物，做菜的时候务必用植物油来烹饪。

4）吃肉了就不要饮酒，浓茶和咖啡也要尽量少喝。

5）吃肉的同时可以多吃含钾、钙高的食物，如牛奶、酸奶、芝麻酱、虾皮、土豆、芋头、茄子、海带、莴笋、冬瓜、青菜等，对心血管保护作用较好，可以适量多吃；含镁的食物，如绿叶蔬菜、小米、荞麦面、豆类等，可以通过舒张血管来达到降压的目的，因此也可以适量多吃。

6）对于高血压患者来说，腌制的肉类盐的含量很高，最好不要吃。

（2）推荐给高血压患者的食物：高血压患者的饮食宜清淡，应遵循低盐、低脂、低糖，高维生素、高纤维素、高钙的原则。

1）富含钾、钙、维生素和微量元素的食物，如新鲜蔬菜、水果、蘑菇及食用植物油等。

第四章　得了高血压怎么办

2）富含膳食纤维的食物，如杂粮、粗粮等。

3）富含优质蛋白、低脂肪、低胆固醇的食物，如脱脂奶粉、鸡蛋清、鱼类、去皮禽类、瘦肉、豆制品等。鱼类蛋白是优质蛋白，鱼油含不饱和脂肪酸，应多吃鱼类。

（3）高血压患者如何做到平衡饮食：高血压患者饮食调理的一个重要原则是平衡饮食。香港医学会针对高血压疾病引进的"得舒饮食"疗法，来源于美国的一项大型临床研究。"得舒饮食"的基本原则包含以下几个方面。

1）蔬菜、水果、奶类、高蛋白食物比一般人多一些，建议高血压患者每天吃 400~500 克新鲜蔬菜，1~2 个新鲜水果。对伴有糖尿病的高血压患者，在血糖控制平稳的前提下，可选择低糖型或中等含糖量的水果，包括苹果、猕猴桃、草莓、梨、柚子等，每天进食 200 克左右，作为加餐食用。

2）五谷杂粮比一般人略少，且尽量选用含麸皮的全壳类粗粮。

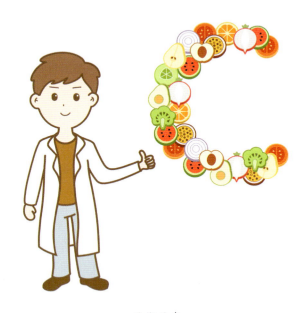

平衡饮食

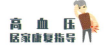

3）奶类的量和一般人相当，但最好选用脱脂产品。

4）蛋白质丰富的食物以豆制品、鱼肉、家禽的瘦肉为主，少吃红肉（猪肉、牛肉等），蛋（或鱼卵、带壳海鲜）要适量，一天不超过半个蛋。

5）坚果类每天最好吃约一汤匙的量。

6）烹调时尽量使用植物油，如橄榄油、葵花籽油等。高血压患者或高危人群应多选择烹调用油少的菜肴，如凉拌、清蒸、红烧、水煮的菜肴，油炸类菜肴最好少吃。

注意：高血压合并肾脏疾病患者因肾衰竭的原因，选用上述饮食疗法时需咨询医生的意见进行适当调整。

3. 控制体重

超重和肥胖是导致血压升高的重要原因之一，减轻体重，减少体内脂肪含量，可显著降低血压。高血压患者的体重应维持在健康范围内。建议所有超重和肥胖患者减重；控制体重，包括控制能量摄入、增加体力活动和行为干预。在膳食平衡基础上减少每天的总热量摄入，控制高热量食物（如高脂肪食物、含糖饮料和酒类等）的摄入，适当控制碳水化合物的摄入；提倡进行规律的中等强度的有氧运动、减少久坐时间。此外，行为疗法，如建立节食意识、制订用餐计划、记录摄入食物种类和重量、计算热量等，对减轻体重有一定帮助。对于综合生活方式干预减重效果不理想者，可联合使用药物治疗或手术治疗。对特殊人群，如哺乳期女性和老年人，应注意避免过快、过度减重，视具体情况采用个体化减重措施。减重计划应长期坚持，速度因人而异，不可急于求成。建议将目标定为一年内减少初始体重的5%~10%；通常每周减重0.5~1.0千克，不提倡快速减重，因为一是容易反弹，二是摄取的热量过低会有损健康，尤其是极端控制饮食会导致营养不良、电解质紊乱等副作用。

第四章　得了高血压怎么办

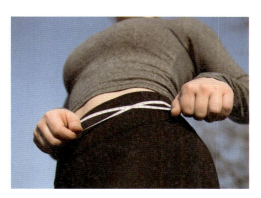

控制体重

4. 戒烟

吸烟可显著增加心血管疾病的发病风险，导致血管内皮损害，增加高血压患者发生动脉粥样硬化性疾病的风险，任何年龄戒烟均能获益。被动吸烟也会增加心血管疾病的发病风险。戒烟虽不能降低血压，但可以降低心血管疾病的发病风险。如果患者吸烟，应询问患者每天吸烟数量及吸烟习惯等；然后应用清晰、强烈、个性化的方式建议患者戒烟；评估患者的戒烟意愿后，帮助患者在1~2周的准备期后采用"突然停止法"开始戒烟；必要时，指导患者应用戒烟药物对抗戒断症状，如尼古丁贴片、尼古丁咀嚼胶、盐酸安非他酮缓释片和伐尼克兰等；对戒烟成功者进行随访和监督，避免复吸。

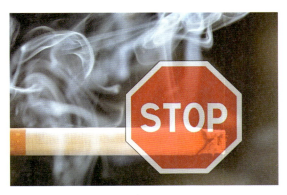

戒烟

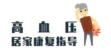

戒烟小窍门：

1. 丢弃所有烟草、烟灰缸、火柴、打火机，避免一见到这些东西就条件反射地想要吸烟。

2. 烟瘾来时，做深呼吸活动或嚼无糖分口香糖，尽量不用零食代替烟草以免引起血糖升高、热量过剩。

3. 餐后吃水果或散步，以此替代饭后一支烟的习惯。

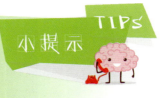

5. 限制饮酒

过量饮酒可显著增加高血压的发病风险，且其风险随着饮酒量的增加而增加，限制饮酒可使血压降低。建议高血压患者戒酒。

限酒小窍门：

1. 必须饮酒时，要尽量放慢饮酒速度，避免"一口干"。

2. 饮酒要伴餐，以减缓酒精的吸收速度，减轻酒精对胃的刺激。

3. 不饮高度烈性酒。

6. 增加运动

运动可以改善血压水平。有氧运动平均降低收缩压 3.84mmHg、舒张压 2.58mmHg。队列研究发现，高血压患者定期锻炼可降低心血管死亡和全因死亡风险。因此，建议非高血压人群或高血压患者，除日常生活的活动外，每周 3~5 次，每次累计 30~60 分钟的中等强度运动（如步行、慢跑、骑自行车、游泳等）。运动形式可采取有氧、阻抗和伸展运动等。

第四章 得了高血压怎么办

以有氧运动为主，无氧运动作为补充。典型的体力活动计划包括三个阶段：5~10分钟的热身活动；20~30分钟的有氧运动；放松阶段，逐渐减少用力，约5分钟。运动的适宜时间：高血压患者清晨血压常处于比较高的水平，清晨也是心血管疾病的高发时段，因此，最好选择在下午或傍晚进行锻炼。若无法抽出固定时间进行锻炼，可适当增加生活中的体力活动，这样也有助于控制血压。高血压患者可适当做些家务，或步行购物，使每天活动的步行总数达到或接近10 000步。运动强度须因人而异，常用运动时最大心率来评估运动强度，中等强度运动为能达到最大心率[最大心率（次/分）= 220 − 年龄]的60%~70%的运动。老年患者、急性心肌梗死、脑出血等高危患者运动前需经过专科医生和康复科医生联合评估，制订个性化的运动处方。

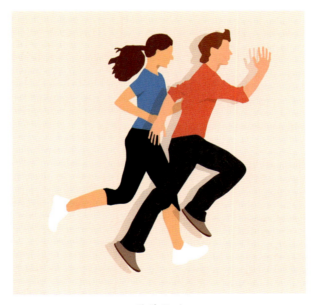

科学运动

7. 减轻精神压力，保持心理平衡

长期、过量的心理或精神压力容易引起心理应激，尤其是负性的心理反应会显著增加心血管疾病的发生风险，精神紧张可激活交感神经从

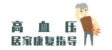

而使血压升高。精神压力增加的主要原因包括过度的工作和生活压力以及病态心理，包括抑郁症、焦虑症、A型性格、社会孤立和缺乏社会支持等。医生应该对高血压患者进行压力管理，指导患者进行个体化认知行为干预，必要情况下采取心理治疗联合药物治疗缓解焦虑和精神压力，也可建议患者到专业医疗机构就诊，避免由于精神压力导致的血压波动。

（1）预防和缓解心理压力的主要方法

1）避免负性情绪，保持乐观和积极向上的态度。

2）正确对待自己和家人，大度为怀，处理好人际关系，培养应对心理压力的能力，找到适合自己的心理调试方法，有困难主动寻求帮助，心理咨询是减轻精神压力的科学方法。

3）避免和干预心理危机（心理危机是一种严重的病态心理，一旦发生必须及时就医）。

（2）关注睡眠：睡眠质量差的人，24小时动态血压监测发现大多数无昼夜节律，夜间血压不低于白天，夜间血压高使全身得不到充分休息，靶器官易受损。高血压患者失眠后，次日血压必定升高。睡眠是最好的养生方法，良好的睡眠有助于降压。睡眠质量差的人应该找医生帮助调理，服用催眠药或助眠药，提高睡眠质量。

二、高血压患者的自我管理

高血压一旦发生，就需要终身管理。有效的管理是预防严重心脑血管疾病等并发症的关键。所有高血压患者都应该不同程度地参与自我管理。

高血压患者需定期监测血压，一旦发现血压急剧升高、剧烈头痛、呕吐、大汗、视物模糊、面色及神志改变、肢体运动障碍等症状，应立即通知医生。

高血压患者需关注排便：应尽量避免需暂时屏气一蹴而就的运动，这种运动可使血压瞬间剧烈上升；急剧的温度变化会引起血压的剧烈波动，寒冷的日子洗脸不要用凉水，尽可能用温水；洗澡前后及洗澡时的

第四章 得了高血压怎么办

环境和水温差别不要太大，否则血压会有很大波动。

1. 重视家庭血压测量

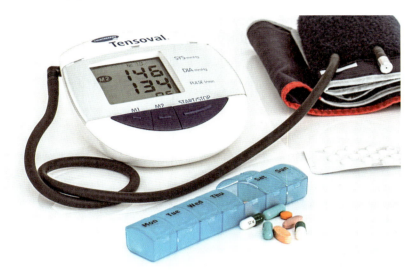

血压监测

（1）建议高血压患者定期进行家庭血压监测，了解自己的血压水平；还可以鉴别"白大衣高血压"和发现"隐蔽性高血压"。

（2）推荐使用经国际标准认证的上臂式电子血压计，为保护环境，应逐步淘汰水银柱血压计。

（3）初诊或血压未达标及血压不稳定的患者，每天早晚各测1次，每次自测3遍；连续自测7天，取后6天血压的平均值作为治疗决策的参考。如血压达标且稳定的患者则每周自测1天，早晚各测1次。

选择最佳的测量时间对准确了解患者的病情是非常必要的。生活中人体血压随时都在变化，宜在每天6时至9时和15时至19时这两个血压高峰时段中各测量1次血压，每次测量3遍，一遍测压完成后静待2分钟再测，取平均值。需服用降压药治疗的患者将血压降到140/90mmHg以下，病情稳定时，一般每周选一天，在早上吃药之前、服完药后3~4个小时、晚上睡觉前分别测量3次血压即可。

2. 随访

高血压患者需要系统、长期的随访和管理，除了社会支持，医院延续性健康管理部门可联合社区或居委会对患者进行随访。

（1）患者的随访时间依据心血管风险分层，低危或中危者，每1~3个月随诊1次；高危者，至少每个月随诊1次。

（2）随访可采用多种形式，如电话随访、入户随访、家庭监测和远程服务等。

（3）根据患者血压是否达标分为一、二级管理。分级管理可有效利用现有资源，重点管理未达标的高血压患者，提高血压控制率。

（4）随访的主要内容是观察血压、用药情况、不良反应，同时关注心率、血脂、血糖等其他危险因素、靶器官损害和临床疾病，进行针对性个体化健康教育和指导。

3. 自我管理

（1）成立自我管理小组，医院与社区或居委会结合，开展高血压患者的健康教育。

（2）采用多样化的形式，如资料发放、视频播放、公众号文章推送、义诊、知识讲座等，加强健康教育，帮助患者了解高血压的相关知识，消除既往人们对服药依赖的误解，从而增强患者防治高血压的主动性及降压药治疗的依从性。

（3）指导患者开展家庭自我监测，建议有条件的患者使用经过国际标准认证合格的上臂式电子血压计测量血压。家庭自我监测应保证每天早晚各测1次，最好可以将每天自测的时间固定下来，并且能在感觉不舒服时做到紧急测量。指导患者掌握测量技术和规范操作，如实记录血压测量结果，随访时提供给医护人员作为治疗参考。

（4）对于高龄、危重、生活自理能力差的患者，其照护者应参与管理。

（黄雯婷）

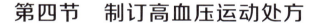

第四节　制订高血压运动处方

一、运动对心血管疾病患者的好处

已有大量的研究证实，有效、规律、适当强度的运动可以促进心血管疾病患者恢复体能、改善心功能、提高生活质量、降低再住院率、降低再发心血管事件率和死亡率、改善内皮功能、稳定斑块、减少心肌细胞凋亡、促进侧支循环的建立等。面对不同的运动强度，对体能、心功能和预后的改善效果也不同；但许多心血管疾病患者对运动却是既想又怕，担心运动引发脑卒中、心肌梗死等心血管事件。

有研究发现，有心血管疾病的人比健康人更能从运动中获益，那些患有心血管疾病的人，随着运动量加大，死亡风险持续降低。

为什么会这样呢？有学者提出，可能有以下几种合理解释。

（1）久坐是众所周知的心血管疾病的危险因素。心血管疾病患者可能本身就喜欢久坐不动，所以增加运动对他们更有益。

（2）许多研究表明，运动有助于控制心血管危险因素，如血压、胆固醇和血糖，有利于预防高血压进一步加重。

（3）有证据表明，运动可降低全身炎症水平。

因此，医生应给心血管疾病患者开运动处方，鼓励他们尽可能多地参加体育运动。

二、高血压临床康复

1. 运动前评估

高血压患者在运动之前，通常需要进行全面的评估以制订个体化的运动方案。评估的内容包括患者的病史、症状，尤其是在运动中出现的症状，心血管危险因素、靶器官损害、糖尿病和并存的临床情况等，进行危险性分层。同时还需要评估骨关节肌肉系统、神经系统以及心理状况。但最主要的是应评估患者的心血管功能状态，尤其应该了解心血管系统在运动中的反应。因此，高血压患者在运动训练前，最好能完成运动心电图试验或心肺运动试验。

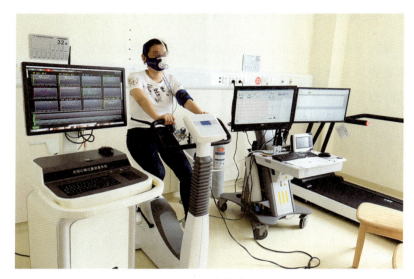

心肺运动试验

高血压患者进行运动心电图试验或心肺运动试验可达到以下目的。

（1）了解患者运动的血流动力学改变，有无血压的异常升高或降低反应。

（2）了解有无运动诱发的心绞痛、心肌缺血以及心律失常。

（3）了解患者的最大摄氧量或运动最大心率以评估患者的心血管功能状态，同时为制订运动处方提供依据。

（4）了解患者有无运动诱发的其他症状如头晕、呼吸困难、下肢疼痛及关节疼痛等。

（5）评估运动或其他干预措施的治疗效果。

2. 运动对高血压患者的好处

运动通过多重机制，降低总的外周血管阻力，或降低心输出量，或两者同时降低，从而达到降低血压的效果。并且，运动降低血压的作用

第四章 得了高血压怎么办

是独立在减轻体重和膳食改变之外的。大量的研究结果表明，有氧运动可有效降低正常人以及高血压患者的血压水平，不仅可降低静息状态血压，对动态血压也有良好影响。同时运动训练还可降低运动时的血压过度反应，使得患者在运动中的心脏负荷减少，降低了运动诱发的心血管意外的风险。

单次运动后即可出现血压降低的表现。血压降低的幅度和持续时间与运动度及持续时间有关。一般认为，运动强度在40%~60%最大摄氧量水平，持续时间至少20分钟的有氧运动，可降低收缩压10mmHg、舒张压5mmHg，这种血压降低的效果可持续12小时。12小时后这种降压效果基本消失。

4周以上的有氧运动降低血压的效果明显。有研究表明，年龄在15~70岁的高血压患者，平均基线收缩压为150mmHg，训练持续时间为4~52周。训练完成后，经过校正的收缩压平均降低10.8mmHg、舒张压平均降低8.2mmHg。

左心室肥厚被认为是心血管疾病的独立危险因素，在高血压患者中普遍存在。高血压同时合并左心室肥厚的患者，其心血管病死亡率，包括猝死的危险性是无左心室肥厚者的3倍。通过运动增加体能可减少左心室肥厚的发生。

抗阻运动训练中收缩压显著升高，可能增加心脏负荷，但如果在进行抗阻运动训练时避免阻力过大或憋气用力，血压并不会显著升高。美国运动医学院、欧洲高血压协会及欧洲心血管协会均建议，有氧运动是控制血压的首选的运动方式，抗阻运动训练是有益的补充。进行抗阻运动训练时，应避免高强度的等长运动，如举重等。

3. 运动降低血压的机制

有氧运动后的血压降低与心输出量及外周血管阻力的变化有关。运动终止后的外周血管阻力变化呈双相性反应，外周血管阻力降低而心输出量保持不变，接着心输出量下降而外周阻力上升，综合表现为血压下降。

运动降低血压的机制还与运动增加胰岛素敏感性有关。胰岛素增加

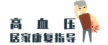

肾小管对钠的重吸收,提高交感神经的活性,两者均会导致血压升高。运动能够降低血浆胰岛素水平,当血压降低时伴随胰岛素敏感性的升高。由于肥胖通常伴随血浆胰岛素升高、糖耐量增加和胰岛素抵抗,因此,肥胖的1期高血压患者通过运动和饮食调节减轻体重后,血压往往会恢复到正常水平。

4. 高血压的运动治疗

(1) 运动水平建议:根据美国运动医学会指南,高血压患者进行运动至少应达到的运动频率、运动强度、运动类型和运动持续时间的建议见表4-4-1。

(2) 运动处方:高血压患者通常需要进行每周3~5次的有氧运动,超过5次的运动可能加肌肉酸痛、软组织拉伤以及关节损伤发生的风险。达到理想降压效果的运动频率尚未完全确定,但是由于高血压患者通常合并肥胖,而需要减重和控制体重反弹每周需额外消耗1000千卡热量,几乎需每天运动才能完成。因此,若患者无运动损伤同时合并超重或肥胖,建议患者在每周大部分日子均应参与运动训练。

表4-4-1 高血压患者最低水平运动建议

运动类型	运动强度	持续时间	运动频率
有氧运动 (步行、骑自行车、跑步)	中等强度:40%~60% $VO_{2\,max}$ 或HRR,或自我感觉轻松至稍用力	30分钟	5次/周
	高强度:60%~84% $VO_{2\,max}$ 或HRR,或自我感觉稍用力至用力	20分钟	3次/周
抗阻运动训练 主要肌群的渐进性力量训练(爬楼梯、利用体重进行的训练、弹力带训练)	重复8~12次,自我感觉稍用力至用力,运动至大致疲劳	每组肌群训练1次	≥2次/周,不连续

注:$VO_{2\,max}$ 表示最大摄氧量;HRR表示储备心率,为最大心率与静息心率的差值

第四章　得了高血压怎么办

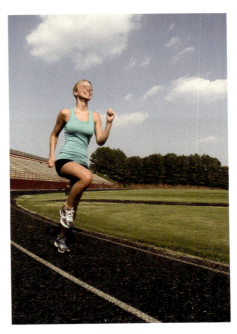

运动训练

运动持续时间通常需要 30~60 分钟，可一次完成或分次完成。但一次完成的长时间的中等强度运动降压的效果较分次完成的效果要好，因此建议患者采取持续长时间运动的方式。如果运动强度大，训练的时间可以短一些，但至少应有 20 分钟的训练。

运动的强度直接影响到运动的效果，通常推荐的运动强度为 40%~70%VO_{2max}，自觉疲劳程度为轻松至稍稍用力的水平，即中等强度的运动。中等强度的有氧运动不仅能降低血压，还能提高高血压患者的生存质量。

适合高血压患者的有氧运动很多。开始时可以采用步行、慢跑和骑功率自行车的运动方式，因为这些运动能控制运动强度并且易于监护。游泳也能显著降低高血压患者的静息血压水平，虽然游泳时监测血压和心率较陆地运动困难，但是对于合并肥胖、运动诱发哮喘以及骨关节损伤的患者，游泳是一个较好的选择。

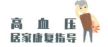

除了有氧运动外，高血压患者还应每周进行 2 次或 2 次以上的抗阻运动训练。抗阻运动训练主要针对四肢和腰背部的大肌群，选择高重复次数，低阻力的训练强度。只要在训练过程中避免出现屏气用力的动作，高血压患者进行抗阻运动训练就是安全的。

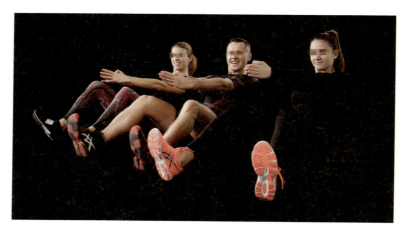

抗阻运动训练

（3）运动注意事项：长期的血压升高会导致左心室肥厚以及收缩性或舒张性心力衰竭，这些患者具有更高的发生复杂性心律失常的危险。运动虽然对这些患者来说是安全的，但是仍然建议这些有左心室肥厚的患者刚开始运动时，增加医疗监护的力度直到运动可以安全顺利地进行。

高血压患者服用的降压药通常不会对运动产生不良影响以至于需要终止运动。β 受体阻滞剂可降低运动最大有氧能力，并且可影响运动心率反应。因此，服用 β 受体阻滞剂的患者在运动时可通过监测自我劳累程度来控制运动强度而不是通过心率来控制。β 受体阻滞剂还会影响温暖环境下运动时的体温调节。因此在较热的天气进行运动的患者，需要控制运动强度和运动量，并要注意补充足够的水分，穿着舒适透气的衣物，并保证通风。另外，服用利尿剂降压的高血压患者在进行运动时，一定要注意补足水分。其他的降压药如血管紧张素转换酶抑制剂以及钙通道阻滞剂，均可以影响运动血压反应，可导致运动血压不升，甚至血

第四章　得了高血压怎么办

压下降，但极为少见。

65岁以上的老年高血压患者进行运动时更容易出现运动后血压过低、晕厥或心律失常，因此，这些患者运动终止时要延长放松期。训练结束时不要马上终止运动，而应该继续保持步行或慢跑，逐渐减慢速度至停止运动，整个放松期可达到10分钟以上。服用利尿药的老年高血压患者更容易出现运动期脱水，因此应在运动前、运动中及运动结束后补充水分，并注意脱水的症状如口渴、疲劳、胃纳减退和头晕等。

训练结束时应避免突然终止运动。突然终止运动时，肌肉收缩停止，肌肉对静脉的挤压作用消失，使得静脉回流迅速减少，导致心输出量突然下降，患者可能出现运动后血压过低甚至晕厥，尤其是服用α受体阻滞剂以及钙通道阻滞剂的患者。

高血压患者在运动中还可能出现血压过高的情况。若运动时收缩压>150mmHg，舒张压>115mmHg，应立即停止运动。患者需再次就诊，调整高血压治疗药物后方可再次开始训练。

高血压患者在运动中除了监测血压、心率的变化外，还应注意运动诱发的症状，尤其需注意有无运动诱发的胸痛、心悸和呼吸困难，如果有这些症状，应该做进一步检查以排除潜在的心脏病变。

高血压患者运动时还应注意环境污染物的影响。环境中的有害物质能促进血压上升，心血管事件发生的危险性增加。因此，高血压患者运动时应远离喧嚣的地方，推荐在安静的道路、公园和休闲场所运动。

（黄雯婷）

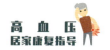

第五章 高血压如何居家康复

第一节 药物服用与血压监测

一、自我监测（家庭血压监测）

目前我国高血压的总体情况是，患病率高，知晓率低，治疗率尚可，但控制率极低。核心问题是，通常不测量血压或很少测量血压，因此知晓率低；服用降压药的患者，治疗依从性差或血压管理质量不高，因此控制率低。家庭血压监测通常由被测量者自己完成，这时又称自测血压或家庭自测血压，但也可由家庭成员等协助完成。因为测量在熟悉的家庭环境中进行，因而，也可以避免"白大衣效应"，是诊室血压监测和动态血压监测的重要补充。

血压计的选择、测量方法、诊断方法和注意事项详见第一章第二节。

二、社区监测

目前社区高血压患者监测主要是根据《国家基本公共卫生服务规范（第三版）》"高血压患者健康管理服务规范"要求，建立高血压慢病档案并实行管理。对社区高危人群的干预主要强调早期发现和控制心血管疾病的危险因素，预防心血管疾病的发生。

（一）服务对象

服务对象主要是辖区内35岁及以上常住居民中的原发性高血压患者。

第五章 高血压如何居家康复

（二）服务内容

1. 高血压筛查

（1）筛查：对辖区内35岁以上常住居民，每年在其第一次就诊时为其测量血压；建议高危人群每半年至少测量1次血压。高危人群包括：①超重或肥胖者和/或腹型肥胖。②高血压家族史（一、二级亲属）。③长期高盐膳食。④长期过量饮酒（每天饮酒≥100毫升）。⑤年龄≥55岁。

（2）诊断标准：对第一次发现收缩压≥140mmHg和/或舒张压≥90mmHg，在去除可能引起血压升高的因素后预约其复查，非同日3次测量血压均高于正常值，可初步诊断为高血压。

（3）诊断步骤：初步诊断为高血压后，建议转诊到有条件的上级医院确诊并取得治疗方案，2周内随访转诊结果，已确诊的原发性高血压患者纳入高血压患者健康管理的范围；可疑继发性高血压患者及时转诊。

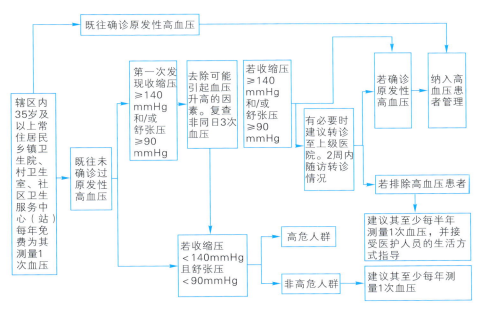

高血压服务流程

（4）注意事项：在诊断高血压和确定治疗方案之前，必须用标准的测量方法进行测量。至少经过3次不同日血压测量，每次测量3次，

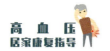

取其平均值，并经一定时期的观察，达到诊断标准，方可诊断。曾确诊为高血压，现服用降压药，血压值虽正常，仍为高血压。排除继发性高血压。

2. 随访评估

对原发性高血压患者，每年要提供至少4次面对面随访。所以患者一年至少见自己的医生4次。那医生会给我们做哪些事情呢？

（1）测量血压，有以下危急情况者处理后紧急转诊。如收缩压≥180mmHg和/或舒张压≥110mmHg，意识改变，剧烈头痛，头晕、恶心、呕吐，视物模糊、眼痛，心悸、胸闷、喘憋不能平卧，处于妊娠期或哺乳期，存在不能处理的其他疾病。

（2）对不需要紧急转诊者，常规随访，包括测量血压，询问症状，测量体重、心率，计算体质指数（BMI）；询问患者疾病情况和生活方式，包括心脑血管疾病、糖尿病、吸烟、饮酒、运动、摄盐情况等；了解患者服药情况。

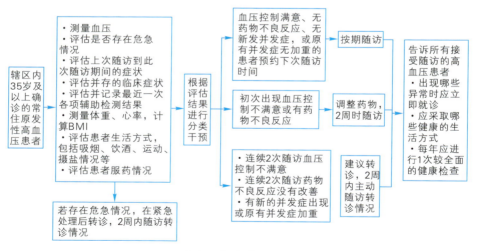

高血压患者随访流程

3. 分类干预

对于高血压患者要分级干预和随访管理，根据高血压危险分层分为：

第五章 高血压如何居家康复

低危、中危、高危、很高危,将高血压患者分为一级、二级、三级管理。高血压分级管理见表5-1-1。

(1)一级管理:血压水平为1级且无任何其他心血管疾病危险因素的患者。

(2)二级管理:血压水平为1级且合并1~2个其他心血管疾病危险因素的患者。

(3)三级管理:血压水平为2级以上,或合并3个以上其他心血管疾病危险因素或合并靶器官损害,并存相关疾病的患者或由上级医院转入的患者。

(4)给每位高血压患者建立档案,长期随访。

表5-1-1 社区高血压分级管理内容

项目	一级管理	二级管理	三级管理
管理对象	低危患者	中危患者	高危、很高危患者
建立健康档案	立即建立	立即建立	立即建立
非药物治疗	立即开始	立即开始	立即开始
药物治疗	可随访观察3个月	可随访观察1个月	立即开始药物治疗
初诊者	≥140/90 mmHg 立即开始	≥140/90mmHg 立即开始	血压未达标或不稳定
随访测量血压	3周1次	2周1次	1周1次
血压达标且稳定后	3个月1次	2个月1次	1个月1次,常规随访测量血压
测量BMI、腰围	2年1次	1年1次	6个月1次
检测血脂	4年1次	2年1次	1年1次
检测血糖	4年1次	2年1次	1年1次
检测尿常规	4年1次	2年1次	1年1次
检测肾功能	4年1次	2年1次	1年1次
心电图检查	4年1次	2年1次	1年1次
眼底检查	选做	选做	选做

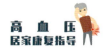

续表

项目	一级管理	二级管理	三级管理
超声心动图检查	选做	选做	选做
转诊	必要时	必要时	必要时

4. 健康体检

对原发性高血压患者，每年进行1次较全面的健康检查，可与随访相结合。内容包括体温、脉搏、呼吸、血压、身高、体重、腰围、皮肤、浅表淋巴结、心脏、肺部、腹部等常规体格检查，并对口腔、视力、听力和运动功能等进行粗测判断。具体可以参照本地社区健康体检表。

5. 健康档案

社区建立居民档案，档案的基本内容包括个人一般情况、家族史、现病史、生活方式等，并可结合当地实际情况进行增补。医生将健康档案与社区常规的诊疗信息系统连接起来，开展持续性保健服务。

（三）工作指标

高血压防治"三率"水平包括知晓率、控制率、服药率，是社区高血压防治考核评价指标体系最重要的指标。考核评价工作至少每年进行1次，各地可根据需要增加定期考核评价工作。对于患者来说什么情况算达标呢？血压控制到多少是对患者有益呢？这是患者需要了解的。

1. 血压达标评价方法

目前血压达标可以用两种方式来评价。

（1）时点达标：指高血压患者最近一次血压控制在140/90mmHg以下。

（2）时期达标：指选定时期（一般选用1年）不同时段测量的血压值，同一患者70%以上血压值控制在140/90mmHg以下。

2. 高血压患者血压控制满意标准

（1）普通高血压患者血压降至140/90mmHg以下。

（2）糖尿病、肾病患者血压降至140/90mmHg以下。

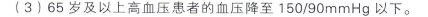

第五章 高血压如何居家康复

（3）65岁及以上高血压患者的血压降至150/90mmHg以下。

三、高血压的三级预防

社区高血压防治要采取面对全人群、高血压易患（高危）人群和患者的综合防治策略，一级预防、二级预防与三级预防相结合的综合一体化的干预措施。

（一）高血压的一级预防

一级预防即消除高血压的病因或易患因素，对已有高血压危险因素存在、但尚未发生高血压的个体或群体的预防。高血压的一级预防有互为补充的两种对策：一是针对高危险（即易得病的）人群，寻找出将来可能发生高血压的人，在非常早期、血压尚未升高前进行预防；另一方面是对整个人群进行预防。具体的措施包括合理膳食、戒烟戒酒、控制体重、有氧运动及保持良好的心态。

（二）高血压的二级预防

二级预防即早期发现、早期诊断、早期治疗，对已发生高血压的人群采取预防措施，防止高血压进一步发展及早期并发症的发生。目前我国高血压防治存在三高（患病率高、死亡率高、致残率高）和三低（知晓率低、服药率低、控制率低）的不正常现象。

二级预防的具体措施是：①对35岁以上人群（不知自己血压水平的人）首诊必须测量其血压并记录，以便早期发现高血压患者。②对35岁以上人群每年查体测量血压1次。③建立高血压门诊、实行档案制，预防、随访跟踪服务。早期检出的高血压患者每周测量血压2次，治疗稳定后每周测量血压1次，坚持每月测量血压至少1次。

预防的目的是防止心、脑、肾等器官损害的发生，提高生活质量；使患者不因为高血压而影响工作、学习、生产，并减少并发症的发生率及死亡率。

（三）高血压的三级预防

三级预防又称临床预防或发病后期预防。此期疾病已有明显的症状

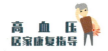

和体征，积极治疗可防止疾病恶化、预防并发症和病残的发生。三级预防主要针对高血压2、3级患者，目的是让患者了解高血压是导致心、脑、肾等器官损害的危险因素，血压越高器官损害越严重。由于收缩压或舒张压增高均可导致动脉硬化、冠心病、心律失常、脑卒中等，所以高血压患者无论是否有自觉症状，都要积极治疗。早期高血压患者宜采用非药物疗法或药物疗法及时进行治疗，高血压2、3级患者应住院治疗，从而控制血压，降低或延缓高血压对血管和器官的损害，减少致残率和死亡率。此期应建立健康档案，定期随访观察，使高血压患者及时得到有效治疗和康复指导。对于高血压三级预防采用非药物治疗和药物治疗。

1. 非药物治疗

参照高血压一级预防方案。

2. 药物治疗

理想的降压药应具备能控制血压、不良反应小、能维持重要器官适量的血流、能逆转因高血压所致的心血管损伤、能改变自然病程及减少并发症的发生率与死亡率等作用。

（1）用药原则：①遵守个体化原则，合理选用降压药，采用最小的有效剂量以获得最大的疗效，而使不良反应最小，若有效而不满意，可逐步增加剂量以获得最佳疗效。②为达到满意的降压效果同时有效防止靶器官损害，最好选每天给药1次而又持续作用24小时的药物，尽量使24小时内血压稳定于目标范围内。③为使降压效果增强而不增加不良反应，用低剂量单药治疗疗效不满意的，可以采用2种或2种以上降压药联合治疗，事实上2级以上高血压为达到目标血压值常需降压药联合治疗。逐步降压，否则会降低心、脑、肾等重要器官的血液供应。④用药要足量，不骤停或突然减掉某种药物。⑤选择不良反应较小的药物，用药品种和剂量因人而异。⑥注意特殊人群如老年人、肾功能不全者以及合并糖尿病患者等的用药。⑦坚持长期治疗，将血压控制在满意的范围内。

（2）抗高血压药物的选择：药物治疗是目前控制高血压的主要方

第五章　高血压如何居家康复

法，并且越早得到及时正确的治疗，高血压所带来的危害就越小。药物治疗可以降低患心血管疾病的危险和死亡率。

对以下患者应实施药物治疗：①血压持续≥160/100mmHg 的患者。②罹患心血管疾病的概率高（在 10 年里，有 20% 或者更高的患心血管疾病的风险，或者现有心血管疾病，或者存在靶器官损害），并且血压持续≥140/90mmHg。③针对 55 岁以上的高血压患者，初始治疗的首选方案是使用钙通道阻滞剂或者噻嗪类利尿剂。④针对 55 岁以下的高血压患者，初始治疗的首选方案是使用血管紧张素转换酶抑制剂（ACEI），或使用血管紧张素 II 受体拮抗剂（当 ACEI 不能耐受时）。

（3）世界卫生组织推荐的降压药主要分为六大类：利尿剂、β 受体阻滞剂、钙通道阻滞剂、血管紧张素转换酶抑制剂、血管紧张素 II 受体拮抗剂、α 受体阻滞剂，这六大类药物均可以被选择为降压的一线药物，由于各类降压药作用特点不同，故选用时应根据每位高血压患者的具体情况，因人而异。

（4）联合用药治疗高血压：一些高血压患者单用一种降压药达不到降压效果，需要联合应用 2 种或 2 种以上降压药。一般老年高血压患者需要至少 2 种的抗高血压药物联合治疗才能达到血压控制。①钙通道阻滞剂加血管紧张素转换酶抑制剂、β 受体阻滞剂或利尿剂；②利尿剂加血管紧张素转换酶抑制剂或血管紧张素 II 受体拮抗剂、β 受体阻滞剂。

（5）高血压的其他治疗：①降脂治疗，高血压伴有血脂异常可增加心血管疾病发生危险，用他汀类调脂药治疗高血压能获得较好效果。②抗血小板治疗，对于有心脏病既往史或心血管高危患者，抗血小板治疗可降低脑卒中和心肌梗死的危险。选用氯吡格雷或阿司匹林能达到预期的治疗效果。③血糖控制，高于正常的空腹血糖值或糖化血红蛋白（HbA1c）与心血管危险增高具有相关性。理想的空腹血糖≤6.1mmol/L 或 HbA1c≤6.5%。④心理治疗，血压波动受精神因素的影响较大，焦虑和愤怒人格的人容易发生高血压。保持健康心态，改善生活质量对高血压患者有益。

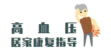

高血压防治采用高危人群策略和全人群策略相结合的方法并运用一、二、三级预防的策略，开展个体化的综合防治及健康教育等方法，在一般人群中预防高血压的发生，在高危人群中降低了血压水平，提高了高血压患者的知晓率、控制率、服药率，改变了社区整个人群及高血压患者的不良生活习惯，提高了自我保健意识，有助于减缓其病情发展，减少并发症的发生，能有效提高社区整个人群的健康水平和生活质量。

目前大多数高血压患者的血压基本能得到有效控制，但对于已达到理想水平的高血压患者不能疏于管理，要进行血压监测和持续的管理，坚持服用药物，在季节变更时更要注意监测血压，随时调整药物剂量，定期去社区复查，咨询医生，使血压保持在安全范围内，以避免并发症和心脑血管疾病的发生。

（周海蓉）

第二节　居家饮食调理

一、合理膳食

1. 饮食对于高血压很重要

民以食为天，合理的饮食有助于保持理想的体重，尽管原发性高血压不能治愈，但它能被有效控制。合理的饮食结构有助于保持血压平稳。合理的饮食是指高纤维素、低盐及低脂饮食，应多吃新鲜水果、蔬菜和谷物。

2. 饮食原则

低盐、低脂、低糖、多纤维，戒烟，限酒，忌辛辣，多吃含钾、镁多的食物，食量以不使体重超重为度。

低盐，指的是低钠饮食，包括食盐、小苏打、食碱、味精等都应该限制。每天食盐量应限制在6克以下（包括酱油含量）。高血压患者宜多食素少食荤，不吃动物内脏、骨髓、动物脑、蛋黄，不吃鱼、虾、蟹的籽及其酱，多食用蔬菜，多食用豆制品、瘦肉、鱼等补充蛋白质，主食配合一些粗粮如燕麦等为宜。另外有一些具有降压降脂作用的食物，平日里可多选用，如牛奶、芹菜（特别是叶）、菠菜、刺儿菜、豌豆、洋葱、大蒜、海藻、海带、黑木耳、香菇、海蜇、茶叶、生姜、蜂蜜等；水果有西瓜、苹果、香蕉、橘子、柿子、山楂等。

二、高血压的饮食宜忌

1. 碳水化合物

（1）适宜的食物：米饭、粥、面类、葛粉、汤、芋类、软豆类。

（2）建议少吃的食物：番薯（产生腹部胀气的食物）、干豆类、味浓的饼干类。

2. 蛋白质

（1）适宜的食物：牛肉，瘦肉，鱼，蛋，牛奶，奶制品（鲜奶油、酵母乳、乳酪），大豆制品（豆腐、纳豆、黄豆粉）等。

（2）建议少吃的食物：脂肪多的食物，如肥肉、香肠、鲸鱼、鲱鱼、金枪鱼等。

3. 脂肪类

（1）适宜的食物：植物油、少量奶油、沙拉酱等。

（2）建议少吃的食物：动物油、熏肉等。

4. 维生素、矿物质

（1）适宜的食物：蔬菜类（菠菜、芹菜、白菜、胡萝卜、番茄、百合、南瓜、茄子、黄瓜），水果类（苹果、橘子、梨、葡萄、西瓜），海藻类，菌类。

（2）建议少吃的食物：牛蒡、竹笋、豆类、芥菜、葱等。

5. 其他食物

（1）适宜的食物：淡香茶、酵母乳饮料等。

（2）建议少吃的食物：香辛料（辣椒、咖喱粉），酒类饮料，咖啡，

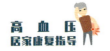

盐浸食物（酱菜类、咸鱼子）等。

三、高血压患者应注意的饮食习惯

（1）忌长期食用高盐食物。食盐的摄入与高血压显著相关。食盐的主要成分是氯化钠，过多的钠潴留可引起细胞外液增加，心输出量增多，血压上升。高血压患者采用低盐饮食后，血压可逐渐降低，说明高盐是高血压的主要危险因素之一。

（2）忌摄入过量动物蛋白。蛋白质代谢产生的有害物质，可引起血压波动，故本病患者应限制动物蛋白（如动物肝脏、蛋类等）的摄入。平常饮食可选用优质蛋白，如鱼肉、牛奶等。

（3）忌长期食用高脂、高胆固醇食物。这些食物包含油炸食品、肥肉、动物内脏等。长期食用，可引起高脂血症，促使脂质沉积，形成动脉粥样硬化，加重高血压。

（4）忌长期饮食缺钙。钙可使血压下降，饮食中每天增加1000毫克钙，连用8周，可降低血压水平。长期缺钙，则不利于高血压的治疗。

（5）忌长期食用高热能食物。高热能食物（葡萄糖、蔗糖、巧克力等）可诱发肥胖，肥胖者高血压发病率比正常体重者高。所以，本病患者饮食上应限制热能。

（6）忌烟酒。烟草中的尼古丁可使心率加快，血管收缩，血压升高，还可促使钙盐、胆固醇等沉积于血管壁，加速动脉硬化，加重高血压。

（7）忌浓茶。高血压患者忌饮浓茶，尤其是忌饮浓烈的红茶。因浓茶中所含的茶碱量高，可以引起大脑兴奋、烦躁不安、失眠、心悸等不适，从而引起血压上升。

四、高血压居家食疗方

1. 芹菜粥

芹菜连根120克，粳米250克，盐、味精少许。将芹菜洗净，切成6厘米左右的小段，粳米淘净。芹菜、粳米放入锅内，加清水适量，

第五章 高血压如何居家康复

用武火煮沸后转用小火炖至米烂成粥,再加少许盐和味精,搅匀即成。

2. 菊花粥

菊花15克,粳米100克。菊花摘去蒂,上笼蒸后,取出晒干或阴干,然后研成细末,备用。粳米淘净放入锅内,加清水适量,用武火煮沸后,转用小火煮至半成熟,再加菊花细末,继续用小火煮至米烂成粥。每天2次,晚餐食用。

3. 绿豆海带粥

绿豆、海带各100克,大米适量。将海带切碎与绿豆、大米同煮成粥。可长期当晚餐食用。

4. 荷叶粥

新鲜荷叶1张,粳米100克,冰糖少许。将鲜荷叶洗净煎汤,再用荷叶汤同粳米、冰糖煮粥。早晚餐温热食。

5. 醋泡花生米

生花生米浸泡醋中,5天后食用,每天早上吃10~15粒,有降压、止血及降低胆固醇的作用。

6. 糖醋蒜

糖、醋浸泡1个月以上的大蒜瓣若干,每天吃6瓣蒜,并饮其糖醋汁20毫升,连服1个月,适用于顽固性高血压。

7. 罗布麻五味子茶

罗布麻叶6克,五味子5克,冰糖适量,开水冲泡代茶饮。常饮此茶可降压,改善高血压症状,并可防治冠心病。

8. 何首乌大枣粥

何首乌60克,加水煎浓汁,去渣后加粳米100克、大枣3~5枚、冰糖适量,同煮为粥,早晚食用。有补肝肾、益精血、乌发、降血压的作用。

9. 淡菜荠菜汤

淡菜、荠菜各10~30克,每天煮汤喝,15天为一疗程,对降压有效。

10. 胡萝卜汁

胡萝卜60~70克加入200ml水榨汁,每天约需1000毫升,分次

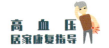

饮服。有医学研究证实，高血压患者喝胡萝卜汁，有明显的降压作用。

（宋玉娟）

第三节 居家运动锻炼

一、高血压患者适合运动锻炼吗

"我血压高，不敢运动""我动一动就会血压更高""我怕一运动血管就爆炸了"……我们常常听到这样的话，但是高血压患者真的不适合运动锻炼吗？现代医学界通过系统而科学的研究得到了十分确定的答案——高血压患者适合运动。

亚利桑那州立大学健康生活方式研究中心的主任格林·盖瑟尔博士是位锻炼与高血压方面的专家，他通过科学研究得出结论"哪怕站着也会有帮助。"在他的科学研究中，他要求一些超重并患有高血压的志愿者在 8 个小时的工作时间里一直坐在座位上，同时监测这些志愿者的血压变化情况，结果发现测量出来的血压数值如预料的一样非常不健康，一直处在比较高的读数并且在高位波动。但是在实验中的另一个工作日里，实验要求这些志愿者每小时至少站立 10 分钟后，他们的血压读数得到显著的改善，大多数志愿者的血压趋于稳定，并且适当地降低了；接着在另外一个工作日内，这些志愿者需要每小时用带跑步机的书桌慢速走 10 分钟（配速为每小时 1.6 千米），或者用桌下型蹬车器每小时练习 10 分钟，锻炼后的血压读数改善得更为显著。这个实验告诉我们，超重并患有高血压的患者应当适当的运动，适当的运动可以有效地降低血压；一直处在较少的运动中并不会让血压稳定，或者减少高血压并发症的风险。但是值得特别指出的是"适当运动不代表随意运动"，只有在安全范围内的运动才对高血压有帮助，过度的运动对高血压患者来说是一种充满风险的高危行为。

第五章　高血压如何居家康复

二、高血压患者适合什么样的运动

运动类型，应当以有氧运动为首选。比如散步、疾走、慢跑、慢骑自行车、慢速游泳、瑜伽、体操、打太极拳，等等，这些低强度、长时间的运动都可以算作是有氧运动。其中，比较实用的是散步、疾走或慢跑，毕竟腿长在自己身上，想动就能动起来。除了上述具体的锻炼措施之外，还有一系列"替代"方式运动，比如"能站着就不坐着""能散步就不坐车""能骑车就不开车"，等等。详细的运动处方可见第四章第四节。

三、注意事项

选对时间，切忌空腹。都说"一日之计在于晨"，很多中老年人喜欢清晨在空腹时外出去公园做运动，但是清晨6—10时是人血压的高峰时刻，在这一时间段运动会使血压短暂升高，增加高血压的危险，而且空腹运动相对容易导致低血糖，运动前应该先吃点东西，因此早上并不适合运动。同时下午4—6时也是自然血压的峰值，也应当避免在这段时间内进行锻炼。

逐步增加运动量。如果您已经很久没有做运动，应当遵循循序渐进的原则，先做较为轻松的运动。在数个星期甚至数个月之后，再开始逐渐增加运动量。

不适时及时停止运动。不少高血压患者亦可能患有隐性的心脏病，故运动时需特别留意心脏病发病前的病症出现，如心悸和胸部不适等。

不迷信运动降压，要与其他降压方式结合。运动过程本身就是一个心率跟血压升高的过程，但是运动有利于血压降低。规律且适宜的运动能帮助患者降低血压3~5mmHg，但这个数字个体间有差异。高血压是一种慢性病，是不可逆的，运动、药物等治疗方法，都是减缓疾病恶化从而降低致残、致死的风险。从总体来看，运动确实能改善高血压患者的总体病情，而药物治疗是最主要且有效的方法，运动不能替代它。

控制运动量，注意防止运动损伤，因人而异，量力而为。日行万步，是在身体可以承受的前提下因人而异的一种锻炼方式。有的患者明明身

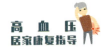

体不适，仍然坚持行走，这对身体而言有百害而无一利，运动应当量力而行。对于年过七旬的长者而言，追求日行万步会令膝盖过度磨损，肌肉过度疲劳，得不偿失，要在身体耐受的情况下进行运动锻炼。

（蒋　磊）

第四节　居家生活调理

一、高血压患者着装三大要点

1. 领口宜松

对于高血压患者来说，要尽量少穿高领衣服，避免紧扣领口，否则很可能因衣领长时间压迫颈静脉，造成脑血管供血不足，使脑细胞缺血、缺氧，引起脑动脉硬化而发生意外，因此，高血压患者应保持领部宽松，这样有利于大脑的血液循环。

尽量不系领带，如果必须要系领带，领带应尽可能打得松一些。

2. 裤带宜松

最好不用收缩拉紧的皮带，采用吊带式的。裤带如果太紧会增加腰以下部位血液流动的阻力。为了维持人体下半身正常的血液循环，心脏这个"动力泵"不得不提高功率，血压就会随之升高。

3. 穿鞋宜松

鞋应以宽松舒适为度，宜穿布鞋。此外，对于手腕扣夹的表带、手链等，都是一样的道理，均须注意宜松不宜紧，以自然、舒适为度。

二、高血压患者居家生活不宜做哪些运动

1. 不宜做剧烈运动

某些剧烈运动，会引起血压升高，可能会诱发脑出血。另外，要注

意运动安全，避免发生意外。锻炼时最好不要低头弯腰，也不要用力和屏气，不要做体位变化幅度大的快速动作，因为当体位突然改变时，会产生直立性低血压，导致昏厥。

2. 不宜做快速度的运动

快速度的运动容易促使高血压患者的脉搏和血压骤然升高，进而引发意外。尤其是老年高血压患者一定要禁止做快速度的运动。

3. 不宜快速进餐

很多人用餐时间很短，往往只有几分钟，但是快速进餐对健康的危害非常大，高血压、心脑血管疾病等患者则更要避免。

4. 不宜急速行走

对于高血压患者来说，早上步行是非常好的锻炼方式，可使身心得到放松，心脏和血管的调节功能也能慢慢恢复正常。但早上最好不要急速行走，因为早上身心尚未完全疏解，且紧张感会促使血压上升。

5. 不宜突然用力

高血压患者如果突然用力，即使力道不大或是在自己的承受能力之内的用力，身体也无法承受这种突发的生理性改变，会引起血压上升，导致心脑血管病突发而危及生命。

三、居家运动的简便降压小方法

1. 双臂画圈

自然站立，双眼目视前方，双臂自然下垂，将双臂向后、上、前、下划圈10次，然后反方向划圈10次。

此法能增加高血压患者的肺活量，还可以防治颈椎病、胸廓出口综合征（又称颈肩综合征）等。

2. 耸肩

自然站立，身体挺直。吸气，双肩胛同时或先后向上抬起，向前、下、后旋转运动10次，反方向旋转10次。

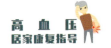

此法对缓解高血压患者肩周炎、颈肩综合征有一定益处。

3. 转手掌

自然站立或取坐位，双臂下垂，双手的大拇指同时向掌心方向转，反复10~20次；换方向，双手的大拇指同时向掌背方向转，同样反复10~20次。

此法可以帮助高血压患者舒筋活血、增强手指和手腕活力。

4. 扭腰

取站位，双脚打开与肩同宽，双手叉腰，四指在前，拇指在后紧顶肾俞穴（在腰部的第2腰椎棘突下旁开1.5寸），按顺时针方向大幅度缓慢转动腰10圈，换方向再转动10圈。

此法对高血压患者的腰肌劳损、腰痛也有防治作用。

5. 拍打腰腹

坐位，双手轮流拍打腹部与腰部各36下，对预防高血压患者出现胃炎、便秘等有很好的效果。长期坚持对预防腹部脂肪堆积也有效果。

6. 脚尖走路、交叉走路

采用脚尖走路、交叉走路的方式，可以调整高血压患者的神经功能，达到降低血压的效果。

在家走步时，抬起脚后跟，踮起脚尖走路。相比一般的走路方式，用脚尖走路会消耗更多的能量，活动脚趾上的关节，从而改善脚部血液循环，促进全身血液循环。对高血压患者的血压稳定有一定的效果。

交叉走路比平常走路能消耗更多的能量，能充分活动脚上的各个关节。

7. 时常转转脚踝

转脚踝的方法很多，既可以盘坐在床上，一只手握住脚踝，一只手握住脚掌，缓慢转动。也可以坐在椅子上，一只脚的脚尖着地，以脚踝为轴进行转动，两脚交替进行，每次左脚、右脚各转100下，早晚各一次即可。

8. 按压脚上穴位有助稳压降压

脚底部的一些穴位对治疗高血压有一定作用，如涌泉穴，该穴位于

第五章　高血压如何居家康复

脚底前部凹陷处第 2、3 趾趾缝纹头端与足跟连线的前 1/3 处，按摩此处有助于治疗高血压、神经衰弱、倦怠、失眠、眩晕等多种病症。"高血压点"，该穴位在足大踇趾根部横纹中央，用两手的拇指按压此处 6 秒钟，每天 10 次，对降血压有显著疗效。昆仑穴，该穴位于脚踝外侧、外踝顶点与脚跟相连线中央点，是人体足太阳膀胱经上的主要穴位之一，刺激此穴位不仅有助于治疗高血压，对于头痛、腰痛、怕冷等症状也有较好的改善效果。

9. 睡前、起床做牵拉，平稳降压

做做牵拉活动，可以使情绪安定，改善血管运动中枢的功能平衡，从而促进血液循环，平稳降压。每天早晨略微牵拉一下就可以缓解肌肉紧张。睡前适当做能促进睡眠。

四、高血压患者在家不花钱就可以强身健体的运动

1. 爬楼梯

（1）爬楼梯前的准备：在爬楼梯前，要先活动一下踝关节和膝关节，避免运动扭伤。

（2）爬楼梯时的速度：爬楼梯时，一般以中等强度、不感到紧张和吃力为宜。每爬 1~2 层楼梯可在平台区域稍微休息一会儿。

（3）爬楼梯的时间：每次的锻炼时间控制在 15~20 分钟，每天 1~2 次，不宜在饭后或临睡前爬楼梯。

（4）爬楼梯的作用：长期坚持爬楼梯，有利于降血压，还可改善高血压患者头晕、头痛、失眠等症状。

（5）注意事项：尽量不要穿高跟鞋、皮鞋爬楼梯，最好穿具有防滑功能的软底鞋。爬楼梯时要做到身心结合，脚到眼到，不可玩手机，不可分心，以防发生意外事故。

2. 散步

散步可在早晨、黄昏或临睡前进行，时间一般为 15~50 分钟，每天 1~2 次，速度可按个人身体状况而定。到户外空气新鲜的地方去散步，

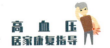

对防治高血压是简单易行的运动方法。

3. 慢跑或长跑

慢跑或长跑的运动量比散步大，适用于轻症高血压患者。跑步时间可逐渐增多，以 15~30 分钟为宜。速度要慢，不要快跑。患有冠心病者则不宜长跑，以免发生意外。

4. 打太极拳

打太极拳对防治高血压有显著作用。

5. 做五禽戏

高血压患者可以根据自己的病情和体质，选择做五禽戏（是指模仿虎、熊、猿、鹿、鸟五种禽兽的动作）中的一种或多种动作反复练习。每天可锻炼 4~5 次，每次 10 分钟。

有脑卒中后遗症的患者，如果能经常练习五禽戏，能改善异常步态和行走姿势，防止肌肉萎缩，提高机体的平衡能力。

6. 做八段锦

做八段锦有助于降低血压和改善高血压患者失眠、心烦、头痛、头晕等症状。高血压患者宜经常练习八段锦。

五、高血压患者的心理与情绪调适

情绪的急剧改变，如兴奋、惊恐、忧虑、精神紧张等，可使血压升高；而满足、安心、幸福等心境可使血压降低。一般情况下，影响情绪的因素一经解除，血压便迅速回到原来的水平。但若这种因素长期存在，就可能成为导致高血压的病因之一。因此，调节好情绪，有利于高血压的防治。以下几点有助于高血压患者保持良好的心情。

（1）多参加集体活动，减少失落感和孤独感，增强自我价值感。好的心情会使人的大脑产生天然镇静剂——内啡肽，它有助于调节心理和生理功能的平衡。

（2）避免回忆往事，多展望未来。常回忆往事容易使人情绪激动。多展望未来，会使人感到还有好多事情需要去做，不仅使人心理健康，也会增加人们对生活的热情。

（3）要善于处理包括与儿孙、邻里、同事、亲戚等人的人际关系，这会增强内心安全感，保持心情平静。

（4）播放喜爱的音乐。研究发现，欢快的旋律可以增强肌肉张力，振奋精神；柔和的音调和舒缓的节奏可以平稳呼吸，镇静安神；优美的音色可以降低神经张力，令人轻松愉快。紧张、痛苦、焦虑、抑郁等不良情绪会导致高血压患者血压升高，而舒缓、悠扬、轻快的音乐可使患者心情放松，恢复平静，达到缓解紧张、镇静降压的效果。因此，高血压患者应该经常欣赏节奏舒缓、高雅悠扬、旋律清逸、风格隽秀的民族音乐、古典乐曲和轻音乐等。

（5）垂钓。垂钓可以让人情绪稳定，有助于增强身体免疫力，对平衡血压也有很大的辅助作用，是高血压患者不错的选择。人在垂钓时，容易集中注意力，忘记许多烦心事，保持平和舒畅的心境，很适合高血压人群修身养性。并且，水边存在丰富的负氧离子，再加上室外空气清新，这些外部环境也有利于让人心情平静。垂钓本身需要手、脑、眼三方面的配合，对提高肢体的协调能力也很有好处。

（6）游泳。原发性高血压1级且症状并不严重的患者适合游泳，老年和肥胖的高血压患者也适合游泳，游泳对中老年人的动脉粥样硬化所造成的高血压有良好的辅助治疗作用。高血压患者应慎游冬泳。

（7）闲时下棋有利于降压。下棋能养身怡性，下棋时全神贯注、心平气和、杂念全消，能起到安神定志、怡养心神的作用，从而有益健康，陶冶情操。闲时与棋友相约下上几局，能使身心舒畅。高血压患者在情绪紧张时，以娱乐为目的，于安静处与友人下上几局，能使精神愉悦，心情舒畅，从而稳定病情。

六、高血压患者如何安排一天的生活

（1）最好睡到自然醒。

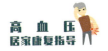

（2）起床后要记得测量血压。坚持每天测量血压，并做好记录，做到四定：定时间、定姿势、定部位、定血压计。

（3）用温水洗脸、刷牙。对于高血压患者来说，只要手碰到冷水，血压就可能急剧上升10~20mmHg，因此寒冬期间，高血压患者更应该用温水洗脸、刷牙。

（4）空腹喝一杯温开水。清晨是一天当中补充水分的最佳时机，清晨饮水，可以使肠胃马上苏醒，刺激肠胃蠕动，防治便秘。此外，经过长时间的睡眠，人体血液浓度会升高，这时补充水分，能迅速降低血液浓度，促进血液循环，稳定血压。

（5）养成良好的生活习惯，坚持低盐、低脂饮食，多吃新鲜蔬菜、水果，避免过饱。戒烟，不饮酒或控制饮酒量。

（6）防止肥胖，合理运动。肥胖易引起心脑血管疾病，体重控制在标准体重之内（上下浮动5%），每周运动3~5次，每次30分钟，保证运动时最大心率=220−年龄（次/分）。

（7）排便要有规律。高血压患者在服用降压药时，会因药物作用而出现便秘，因为降压利尿剂具有排出体内水分的作用，体内水分不足会使大便变硬，引起便秘，因此服用利尿剂降压的患者要养成规律排便的好习惯，以避免水分不足引起的便秘。之所以要如此重视便秘，是因为便秘是造成脑卒中的重要危险因素之一，因此血压未控制好的患者在排便时切勿用力，必要时可使用缓泻药，平时还可应用其他方法防治便秘。有研究发现，排便时脑动脉压力可增加20mmHg以上。血压骤升可导致脑出血，心肌耗氧量增加可诱发心绞痛、心肌梗死及严重的心律失常，甚至有可能造成猝死。

（8）晚餐不可太晚，最佳时间以晚上6—7时为宜。晚餐时间宜固定，形成规律，晚餐食物宜清淡。

七、高血压患者最危险的时刻——清晨

大约2/3的高血压患者夜间血压明显低于白天血压（即夜间血压比

第五章 高血压如何居家康复

白天血压平均值低10%）。这是正常人的生理节奏，夜间入睡后，心率减慢，血压下降，使人体得到全面休息。但是，当大部分高血压患者睡醒时，哪怕眼皮一动，耳朵听到一点声音，心率就会加快，血压会突然上升。这是因为清醒后，交感神经立即兴奋起来，此外经过一夜的睡眠，没有饮水，但呼吸道又呼出不少水分，这时血液黏度较高所致。从大批高血压人群的跟踪随访中发现，上午6—10时是心肌梗死、脑梗死最容易发生的危险时间，到中午以后，危险逐渐降低。

要避免上述不幸的发生，就要做到：①高血压患者应尽量服用中、长效降压药，每天服用1~2次，可以维持24小时，以保证清晨血压不明显升高。②每个患者都应清醒后立即服药，并经常自测清晨起床时的血压，发现血压过高时，可以在长效药的基础上加服短效降压药，因为短效降压药在半小时到1小时后可以起作用，吃完药后可以在床上静卧1小时后再起来活动。

早上外出晨练，一定要吃完降压药后再出去，以防晨练时血压骤升，进而发生心肌梗死、脑卒中或高血压性脑病。

（贾　俊）

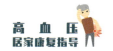

第六章 中医防治高血压

中医理论源远流长,早已扎根于民众的心中,其著名理论便是"药食同源",即食物可为药,药物亦能食,这就为我们提供了许多便利。在家食疗也能预防高血压,何乐而不为?

高血压是现代医学的名称,中医古籍中并无此描述,高血压主症是头晕、头痛,其他皆为伴随症状,故我们可将高血压归于中医所说的"头痛""眩晕"的范畴。从头痛、眩晕的角度论治高血压。其病位多责之血脉及心、肝、肾,病因多由风、火、痰、瘀、虚互结而作祟。

第一节 哪些中草药能降血压

市场上的中草药种类繁多,哪些中草药能够降血压呢?能降血压的中草药又适用于哪些类型的高血压呢?现在已有研究表明,钩藤、黄芪、葛根、杜仲、红花、泽泻、决明子、粉防己、玉米须、莲子、菊花等中草药具有降血压的功效。下面我们就来一一罗列。

1. 钩藤

(1) 功效:清热平肝、息风止痉、清热透邪,一般内服煎汤6~30g,不宜久煎。

(2) 适用类型:①由于钩藤的作用以清热平肝为主,故可用于肝阳上亢型高血压,如有口干舌燥、口苦咽干、头晕耳鸣、舌红苔黄等症状,或者平素急躁易怒、情绪易激动则适宜用此药降压。②心情抑郁、唉声叹气、胸胁胀满者亦可服用,因为此类患者多为肝气郁滞,而肝气易化火升腾,故此类型高血压患者也可服用,但加用一些行气解郁的药物效

第六章　中医防治高血压

果会更好。③若有面红如醉、眩晕欲仆、头摇而痛、步履不正、行走飘浮，也可使用。

2. 黄芪

（1）功效：补气健脾、升阳举陷、固表止汗、利水消肿、生津养血、行滞通痹、托毒排脓、敛疮生肌。黄芪的功效很多，是比较理想的家中常备的中草药。

（2）适用类型：①可用于中气不足型高血压，若有头晕头痛、痛势绵绵、时发时止、口淡乏味、食欲不振、神疲乏力、倦怠懒言等症者，可用此药物降压。②若有自汗、脱肛、痹痛等症也可服用，对于肾性高血压或是因高血压而致肾脏损害者也可用之，取其利水消肿之效。③单以黄芪代茶饮虽效果不如方剂，但也有预防高血压的作用，而且还可以兼治气虚之症。

3. 葛根

（1）功效：解肌退热、发表透疹、升阳止泻、通经活络、解酒毒、生津止渴。

（2）适用类型：可用于中气不足、阴虚有热型高血压。

4. 杜仲

（1）功效：补肝肾、强筋骨、安胎。

（2）适用类型：①可用于肝肾亏损型高血压，若有头晕目眩、精神萎靡、腰膝酸软、头重脚轻等症者，可用此药。②因为杜仲有安胎的功效，所以对于妊娠高血压（即中医所说的"子痫""子晕"）患者，一来可以预防高血压的发生，二来可以达到养胎、安胎的目的。

5. 红花

（1）功效：活血通经、祛瘀止痛。

（2）适用类型：可用于血行瘀滞型高血压，红花活血化瘀，可使血管畅通。

孕妇禁用，因为活血化瘀之品能够引起子宫收缩而导致流产。

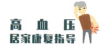

6. 泽泻

（1）功效：利水消肿、清热利湿、化浊降脂。

（2）适用类型：可用于治疗痰饮内停型高血压，兼以补气养身。但是，泽泻具有一定的肾脏毒性，即影响肾脏的正常功能，故对于肾功能不全者，一定要注意泽泻的用量，尤其是肾性高血压患者慎用。

7. 决明子

（1）功效：清肝明目、润肠通便。

（2）适用类型：①可用于肝火上炎型高血压，还可用于火势亢盛、灼烧阴液导致肠道失于滋润而出现便秘的患者。②决明子有明目之效，对于火势蔓延而致的眼前昏蒙、视物不清或是患有夜盲症的高血压患者，均可服用决明子治疗。

决明子不光可以内服，还可外敷于脐部，肚脐乃神阙穴位置所在，神阙穴内连五脏六腑，是冲任经气汇集之处，决明子的药效可透过神阙穴调节经气，平衡阴阳。但是决明子也有对应的副作用，由于决明子本来就有润肠的功能，所以已有泄泻的患者不宜服用；再者，长时间使用可使女性子宫内膜改变，故对于女性患者尤其是孕妇一定要慎用。

8. 粉防己

（1）功效：利水消肿、祛风止痛。

（2）适用类型：可用于治疗水饮内停型高血压。

9. 玉米须

（1）功效：利水消肿、利湿退黄。

（2）适用类型：①对于高血压而兼有水肿的患者，无疑可以将玉米须作为首选家用药物。②有研究表明，玉米须可用于妊娠高血压的治疗，因为妊娠期间患者血容量增加，增加了心脏负荷，可以通过利水降低血容量，减轻心脏负担，继而达到理想的降压效果，而且玉米须副作用也较少，不会产生额外的危害。

第六章　中医防治高血压

10. 莲子

（1）功效：补脾止泻、益肾固精、养心安神。

（2）适用类型：主要用于肾精不足型高血压。

11. 菊花

（1）功效：疏散风热、平抑肝阳、清肝明目、清热解毒。

（2）适用类型：可用于肝阳上亢型高血压。

中医的天人一体观认为自然界和人体是一个统一的整体，人的活动促进自然界的发展，自然界中的事物又为人所用，二者相互为用，互相促进。中草药降压的优点在于方便快捷，同时药物的毒性作用较小。用药时需注意：①所列药物可单用，也可配合使用，当然配合使用的效果比单味药物使用的效果要好。②相似药效的药物配合使用以增强效果。③一定要对症选方选药，切忌不了解自己病情而胡乱选用降压中草药降压，这样反而会加重自己的病情。

虽然有很多研究已经证实中草药能够降压，但是，中草药治疗对于高血压患者来说并不是急性发作期的首选治疗方案。降血压的中草药起效缓慢是其主要弊端，所以对于高血压患者，应首先用西药将血压控制在一个比较安全的范围内，然后逐渐减量，与此同时逐渐加用中草药。若是血压依旧稳定在安全范围则可将西药逐渐减量直至停用。

（程　红　陈宏昱）

第二节　食疗降压您做对了吗

中医食疗以中医药理论为指导，将某些具有治疗疾病、预防疾病作用的食物与中草药相配伍，并采用极具中医特色的饮食烹饪技术，制作成具有一定色、香、味、形的食品，再应用于临床。随着人们生活水平的提高，形形色色的食物增加了人们的发病风险，所以日常的食疗方法

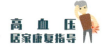

变得尤为重要。对于高血压患者来说，食疗更是重中之重，在食物方面不仅要限制含钠量高的食物的摄入，还要注意膳食营养均衡。所以食疗降压便成了我们关注的重点。

一、肝阳上亢型高血压

此类患者主要是因为年老体虚、压力过大、熬夜伤神导致的，症状表现为眩晕、头昏胀痛、面红、口干、口苦、夜寐不安、大便秘结等。治疗上以平肝潜阳为主，兼顾肾虚即可。

1. 菊花乌龙茶

菊花10克，乌龙茶3克，用沸水冲泡，代茶饮。可清肝明目。菊花性味甘苦微寒，善能平肝潜阳、清肝明目；乌龙茶甘苦性凉、醒脾开胃、亦清利头目，若是患者热象显著，如面红目赤、口渴饮冷，可以用龙井茶代替乌龙茶。若患者兼有消化不良的症状，如食欲减退、腹胀等，则乌龙茶更佳。

2. 菊楂决明饮

菊花10克，山楂15克，决明子15克，冰糖适量，三药同煎，去渣取汁，调入冰糖，代茶饮。可清肝明目、化瘀降脂，兼有消食健胃之效。菊花、决明子清肝明目以缓解头昏的症状，山楂化瘀降脂，此外火势较重而大便秘结者也适用，取决明子润肠通便之效；兼有腹部胀痛、泄泻等症也可用，取山楂消食健胃之效。

3. 葱香芹菜玉米粥

大米100克，玉米粒100克，芹菜60克，姜丝、葱花少许，盐2克，鸡精2克，花椒粉少许。大米水发，芹菜切粒。锅中加水烧开，倒入水发的大米，小火煮30分钟，放入姜丝、玉米粒搅拌，约煮5分钟，再加入盐、鸡精、芹菜粒，搅拌均匀，约煮1分钟，最后撒入花椒粉、葱花，搅拌均匀后盛出。芹菜可平肝阳，故此粥滋阴养胃、平抑肝阳，主要针对肝阳上亢引起的口干舌燥、血压升高等症。

肝阳上亢型高血压患者平常饮食应该以清淡为主，可多吃淡菜、莲子、藕、海蜇、芹菜等以养肝阴、清肝热，水果用苹果、梨、李子以养阴生津，广柑、金橘以行气化滞解郁，以及富含纤维素的蔬菜和生梨、香蕉、蜂蜜等。

二、肝火上炎型高血压

此类患者主要是因为抑郁、情志郁结，过度劳累，过食辛辣炽热之品或者平素阳气偏盛所致，症状表现为头胀痛不适、面红目赤、急躁易怒、心神不安、眼干生垢等。当以清泻肝火治法为主，视其气郁之轻重适量加入行气解郁的食物或药物。

1. 夏枯草煲猪肉

夏枯草20克，瘦猪肉50克。将猪肉洗净切片与夏枯草一起下锅，小火煲汤。每次饮汤约250毫升，每天2次。可清肝、泻火、明目。适用于肝火上炎所致的头痛、眩晕等。

2. 苦瓜干贝炖龙骨

苦瓜70克，水发干贝8克，龙骨（煅）400克，姜片少许，盐、鸡精各2克，料酒适量。将龙骨煅倒入烧开的清水中，加入料酒，略煮一会儿，捞出装盘；再取炖盅，放入龙骨、苦瓜、姜片、干贝，倒入适量清水、料酒；锅中注入清水烧开，放入炖盅，大火炖2~3小时；最后加入调料，取出即可。苦瓜可清心火，龙骨可平肝潜阳，干贝滋阴补肾养血，三者相配有清有补、清肝泻火、镇心安神。主要治疗肝火上炎而致的面红目赤、心烦、口舌生疮、失眠、血压升高等症。

3. 莲藕炒秋葵

莲藕250克，胡萝卜150克，秋葵50克，红彩椒10克，盐2克，鸡精1克，食用油少许。首先将莲藕、胡萝卜、秋葵、红彩椒切片，将四种切好的食材倒入烧开的清水中，煮大约2分钟至食材断生后捞出，最后用油起锅，倒入刚捞起的食材炒匀，加入盐、鸡精，翻炒均匀后即可出锅。莲藕清热滋阴，胡萝卜滋养肝阴，秋葵兼以利水。功用清热泻火、滋阴，主治肝火上炎而致的口干口苦，小便短赤，或有大便秘结等阴液

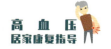

已伤的症状。

肝炎上炎型高血压患者应当以清热泻肝的食物为主，如苦瓜、西红柿、白菜、丝瓜等，对于温热燥烈之品，如羊肉、鱼、辣椒、花椒等则要尽量少吃。

三、痰湿中阻型高血压

此类患者多过食肥甘厚腻，或思虑过度、不常运动，或于梅雨季节感受寒湿。由于各种原因导致脾胃受损，酿生痰湿，困阻清阳而出现头晕、头痛的症状。症状表现为：头痛昏蒙、神疲乏力、头身困重、食欲不振、腹胀纳呆、困倦嗜睡等症。治疗方案以健脾、化痰、祛湿为主。

1. 天麻橘皮饮

天麻 10 克，鲜橘皮 20 克，两药水煎，代茶饮。可燥湿化痰，平肝熄风。天麻甘温，平肝息风；橘皮辛温，可健脾燥湿，化痰和中。主要针对痰浊内蕴之高血压。

2. 山楂荷叶茶

山楂 15 克，荷叶 10 克，煎水代茶饮。山楂味酸而性甘微温，有消食导滞、化瘀降脂的作用。现代研究表明，山楂对心血管系统的药理作用包括能够扩张冠状动脉、舒张血管、降脂、降压和强心等。荷叶甘平微苦，具有清热解暑、升发清阳、芳香醒脾的功效，二者同用能增强健脾效果，助脾化除痰湿，主治食欲不振、大便黏滞、血压升高等症状。

3. 芡实银耳汤

水发银耳 200 克，水发芡实 60 克，红枣 30 克，冰糖 25 克，糖桂花 15 克。将银耳、芡实、红枣、糖桂花倒入温水中，盖上锅盖，煮开后小火继续煮 30 分钟至食材熟透，然后加入冰糖即可做成美味的甜汤。银耳、红枣共用补脾养胃生津，芡实健脾化湿止泻。三者共用组成健脾祛湿的甜汤，主治脾虚湿盛日久，津气不得布散而导致的口干、尿少、水肿等症。

痰湿中阻型高血压患者平常饮食应当以清淡易消化、少食多餐为主。

四、中气不足型高血压

脾胃亏损是导致中气不足的主要原因，主要以虚证表现为主。多是由于饮食不节、缺乏运动、思虑过度、情志不舒等原因导致脾气虚弱，水谷精微失于布散，升清降浊功能紊乱而致，症状表现为头痛隐隐，时发时止，乏力、少气懒言，面色苍白，动辄汗出，腹胀、腹泻等症状。食疗当以健脾和胃，补中益气为主。

1. 木耳炒淮山药

水发木耳80克，鲜淮山药200克，彩椒40克，葱段、姜片少许，盐、鸡精各2g，食用油适量。将彩椒及鲜淮山药切片，之后将木耳、淮山药、彩椒倒入烧开的清水中煮至断生，捞出沥干，然后油爆姜片、葱段，再将煮好的食材与盐、鸡精一同放入锅中，翻炒均匀即可。木耳补气养血，淮山药健脾和胃，这道菜品补气兼健脾，补气则中气充足，健脾则中气生化有源，主治乏力、少气、腹泻等症。

2. 炖木耳

水发木耳10克，冰糖适量。将木耳放入锅中，加适量清水，小火煮烂后加入冰糖即可。木耳补气养血，长期食用能够改善气虚的症状。

3. 银耳红枣莲子糖水

银耳15克，红枣3枚，莲子10克，冰糖适量。先将莲子、银耳、红枣用水泡好，然后放入有适量清水的锅中，大火煮开后转小火煮半个小时，最后放入冰糖搅拌均匀盛出即可。银耳可益气养阴，大枣补中益气，莲子养心安神，三者合用，有益气养阴、养心安神之效，用于治疗气虚日久，心功能失调而出现的心悸、失眠、乏力、少寐等症状。

五、血液瘀滞型高血压

血瘀的原因多种多样，其中以气血之间的关系失调尤为常见。"气血冲和"是机体维持健康状态的根本，气血任何一方面的失调都能导致

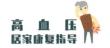

机体发病。如气虚无力推动血液而致血瘀、气滞等。多由于患者久坐少动、平素气虚、长期抽烟及过食肥甘厚腻而致脉道受损或是血液运行不畅，最终造成血液瘀滞。症状表现为头痛，痛如针刺，痛处固定不移，经久不愈，舌紫暗或有瘀斑、瘀点。食疗当以活血化瘀为主。

1. 藏红花茶

藏红花4~6条，洗净放入杯中，倒入热水即可，藏红花可活血化瘀、散郁开结，对于治疗血瘀型高血压效果较好。

2. 归芪蒸鸡

鸡1只，黄芪、当归各30克，盐、葱、味精适量。鸡宰杀后去掉毛及内脏，将黄芪、当归塞入鸡腹内，加适量葱、盐、味精，隔水蒸至鸡肉熟烂即可。黄芪补气，当归补血活血，以当归活血散瘀结，气能推动血液运行，故以黄芪补气使气旺而血行，黄芪加当归补气又活血，使得血行而瘀去。

3. 韭菜炒虾仁

虾仁85克，韭菜100克，葱段、姜片少许，盐、鸡精各2克，白糖、水淀粉、料酒、食用油适量。韭菜切段，虾仁由背后切开去虾线后装入碗中加入盐、料酒、水淀粉搅拌均匀；锅中放油烧热，倒入虾仁翻炒均匀，再加入葱段、姜片炒香，淋入料酒后炒至虾身呈红色，最后加入韭菜炒至断生，转小火，加入盐、鸡精、白糖，用水淀粉勾芡即可。韭菜能补肾、散瘀、温中行气，可用于治疗气滞血瘀兼有肾虚的腰膝酸软、眩晕耳鸣等症。

六、肾精不足型高血压

肾精不足多由于纵欲伤肾、久思伤脾或是过度劳累，耗伤肾精所致，肾精乃先天之本，肾精不足则本源受损，症状可见头痛且空、腰膝酸软、神疲乏力、滑精带下等，食疗当以补肾填精为主。

第六章 中医防治高血压

1. 枸杞子茶

枸杞子5克,冰糖适量。直接将晒干的枸杞子和冰糖泡入开水中即可。枸杞子可补肝肾,益精明目,主治肾精不足所致的头晕、视物昏蒙等症。

2. 山茱萸五味子茶

山茱萸10克,五味子10克,益智仁10克。将三味药物放入砂锅中,用小火煮20分钟,最后将药渣滤过即可。山茱萸可补益肝肾、收涩固脱,五味子补肾宁心、收敛固涩,益智仁可暖肾固精、温脾止泻,三者合用主治肾精不足而致的泄泻、心烦不寐等症。

3. 枸杞子牛膝煮绿豆

水发绿豆200克,牛膝、枸杞子少许,白糖适量。砂锅中注入清水烧开后,倒入牛膝、绿豆,大火煮30分钟后倒入枸杞子,再煮20分钟,最后倒入白糖搅拌均匀后盛起即可。枸杞子可补肝肾、益精明目,牛膝可补肝肾、强筋骨、逐瘀通经、利尿通淋,绿豆利水。故此食疗方能够治疗肾精不足所致的腰酸肢软,视物昏蒙而兼有水肿的症状。

4. 淮山药陈皮枸杞子甲鱼汤

甲鱼350克,淮山药10克,姜片、枸杞子、陈皮少许,高汤适量。锅中注水烧热,将甲鱼放入1分钟,除去血水后捞出;另起锅,注入高汤,加入陈皮、姜片、淮山药、甲鱼搅拌均匀,煮1~2个小时至甲鱼熟透,随后加入适量枸杞子,煮30分钟后盛起即可。陈皮理气健脾助消化,山药补肾涩精,甲鱼滋阴潜阳。主治肾精亏虚日久出现热象,如心烦失眠、口干、潮热盗汗、耳鸣等。

肾精不足型高血压患者平常饮食应以易消化,有补益作用的食物为主。

七、阴液亏损型高血压

高血压患者阴液不足后期常常累及肝肾二脏,从生理功能来看,肾为先天之本,为一身阴阳之根,从五脏阴阳属性来看,肾为阴中之阴,

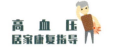

所以诸脏腑皆受肾阴之滋养以及肾阳之温煦；又因肝肾同源，故肾阴亏损通常也会导致肝阴不足，而致肝肾同病。所以顾护阴液极为重要。此证型多是由于思虑过度耗伤心血、长期熬夜、情志郁结化火伤阴或纵欲过度而导致阴液亏损。症状可见头痛隐隐、心烦、手足心热、少寐多梦、午后潮热等。食疗以滋阴生津为主，可兼有补益肝肾，若有热象，则兼以清热。

1. 麦冬竹叶茶

麦冬20克，竹叶3克，冰糖适量。砂锅中注入适量清水烧开，倒入准备好的竹叶和麦冬，盖上锅盖，水烧开后再用小火煮约15分钟后关火，最后倒入冰糖，待冰糖融化后搅拌均匀盛入碗中即可。麦冬养阴润肺、清心除烦、益胃生津，心、肺、胃三脏同治；竹叶泻火除烦、生津、利尿。此茶不仅可以治疗阴虚所致的头晕、头痛，还可治疗心烦不寐、干咳无痰或少痰、胃口不好等兼夹症状。

2. 玉竹燕麦片

玉竹30克，燕麦片100克，蜂蜜适量。玉竹用水泡发，洗净后煮沸20分钟，然后滤出汤汁，再加清水煮沸20分钟，滤出汤汁，两次的汤汁混合后加入燕麦片，小火熬煮至粥状，加入蜂蜜搅拌均匀后盛入碗中即可。玉竹养阴润燥，生津止渴；燕麦片除烦热，生津止渴，二者合用增强生津止渴之功效，主治阴虚所致的口干欲饮。

3. 玉竹黄老鸭

玉竹30克，生地黄40克，红枣6枚，老鸭1只（约800克），猪骨汤300毫升，混合油80毫升，料酒、食醋、姜片、盐、酱油、胡椒粉、葱花、味精各适量。将老鸭宰杀后去除内脏，切块后放入适量料酒、食醋、盐、酱油腌10分钟。将腌好的鸭肉在锅中过油后放入生地黄、玉竹、姜片、红枣、猪骨汤，小火慢炖2小时左右，待鸭肉熟烂散发香气时，用胡椒粉、酱油、盐、葱花、味精调味即可。玉竹养阴润燥、生津止渴；生地黄滋阴生津、清热凉血；鸭肉补益气阴、利水消肿。合用后以养阴为主，兼以清热，可治疗烦热、口渴等症。

第六章　中医防治高血压

　　阴液亏损型高血压患者平常应该以甘凉滋润、生津养阴的食物为主，忌食辛辣燥热之品。

　　同中药降压一样，食疗降压也一定要辨证论治，不可盲目选择，否则会适得其反；还要记住食疗不是治疗手段，而是预防的辅助方法，不可一味地追求食疗降压而不愿意去服用药物降压，不管在任何时候，对于严重的高血压患者，药物是首选，食疗仅作为急性症状控制稳定后的预防措施；同时也要记住："坚持才是胜利"，食疗方一定要长期坚持使用才能达到预防的目的。

（程　红　陈宏昱）

第三节　常用的减压穴位

　　除了理法方药，还有一种中医特色疗法值得大家借鉴，即针灸或穴位按摩，我们有理由相信针灸或穴位按摩降压与服用中药方剂降压具有同等的效力。针灸或穴位按摩同样是以中医的脏腑理论、阴阳理论为基础，唯一不同之处就是相较于理法方药，其还有一个支撑针灸或穴位按摩永久不衰的核心理论——经络理论。

一、什么是经络

　　经络是经脉和络脉的总称，各条脉络上分布着不同的穴位，有关的穴位相互连接起来即是经络循行路线。经络泛指体内纵横交错的众多血脉，是脏腑气血运行的通路，营养全身；同时将人体上下内外联系起来，使全身各处的联系更加紧密，更加契合中医所讲的"五脏一体观"。经络系统作为贯穿人体上下内外的通路系统，常常有"牵一发而动全身"的效果，通过一个穴位能够治疗多系统或者多器官疾病；最后还能够充养营卫之气抵御外邪入侵以维持人体的健康状态。

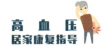

二、穴位治疗的作用有哪些

1. 近治作用

近治作用是所有穴位共同的特点，即可治疗穴位所在部位及临近部位的疾病，例如，胃脘部的穴位都可治疗胃痛、腹痛等症；头部的穴位都可治疗头晕、头痛等症；眼部的穴位都可治疗眼部疾病等。

2. 远治作用

一般只有四肢，肘、膝关节以下的穴位才有此作用，这些穴位不仅仅有上述所提到的近治作用，还有治疗本经循行所过的距离本穴位较远部位的疾病的作用，例如，位于膝关节附近的足三里可以治疗腹部疾病；腘窝处的委中可以治疗腰背部疾病；虎口处的合谷可以治疗面部疾病；位于前臂的列缺可以治疗头颈部疾病等。

3. 特殊作用

某些腧穴具有双向调整作用，或者是整体调整作用，又或是相对的特异性作用。例如，双向调整作用：泄泻时，针刺天枢能止泻，便秘时，针刺天枢能通便；整体调整作用：足三里、关元等穴位能增强人体免疫力；相对特异性作用：大椎退热，攒竹治呃逆等。

三、不同类型高血压的穴位选择

1. 肝阳上亢型高血压

此类型高血压主要是由于肝肾阴亏，阳亢于上所致，所以我们应当取肝经上的穴位，如太冲、合谷、肝俞、肾俞、三阴交等穴位。

2. 肝火上炎型高血压

此证型属实证，选用太冲、阳陵泉、期门等穴位，以泻肝火为主。

3. 痰湿中阻型高血压

此证多由脾胃气虚，痰湿内生所致，脾胃为生痰之源，化痰无不健脾胃，所以应当选用补益脾胃以及化痰祛湿的穴位，可选用丰隆、阴陵泉、中脘等穴位。

第六章　中医防治高血压

4. 中气不足型高血压

此证多由脾胃气虚所致,所以主要选用健脾益气的穴位,可选用足三里、脾俞、气海等穴位。

5. 血行瘀滞型高血压

此证多由各种原因导致的瘀血内阻所致,治疗当以活血化瘀为主,可选用合谷、血海、阿是穴等穴位。

6. 肾精不足型高血压

此证多由各种原因导致肾精不足,失于充养所致,可选用肾经上专于补益的穴位,如肾俞、太溪、绝骨、命门、涌泉等穴位。

7. 阴液亏损型高血压

此证多由津液匮乏所致,治疗主要是以养阴补血为主,可选用足三里、血海、三阴交、气海、关元、中极等穴位。还有一些特效穴位如神门、内关、曲池等。

与方药、食疗一样,穴位治疗也是在症状减轻或未发作时选用,症状急性发作的人应当寻求西医治疗。

针灸或穴位按摩的具体操作方法可由专业人员实行。

（程　红　陈宏昱）

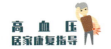

第七章 得了高血压严重并发症，如何进行康复治疗

第一节 心脏康复

冠状动脉病变是高血压导致的全身血管病变的一部分，高血压在冠心病发生发展过程中起着极为重要的作用，持续增高的血压所产生的血流动力学变化，可激活血液中的血小板，促发粥样硬化病变，进而导致心肌缺血缺氧或坏死，引起冠心病。冠心病是最常见的心血管疾病之一。冠心病康复医疗是临床治疗的基本组成部分。虽然心脏急性事件的治疗技术飞速发展，但心脏康复是治疗稳定期心血管疾病以及预防再发心血管事件的重要手段。心脏康复在发达国家已经开展多年，其疗效已得到大量临床研究的验证，我国近年来心脏康复治疗得到了迅猛发展。

一、什么是心脏康复

心脏康复与二级预防密不可分。心脏康复/二级预防融合多个专业学科，以医学整体评估为基础，将心血管疾病预防进行系统规范化管理，通过五大核心处方（药物处方、运动处方、营养处方、心理处方和戒烟限酒处方）的综合模型干预危险因素，为心血管疾病患者提供全面和全程管理服务。

第七章　得了高血压严重并发症，如何进行康复治疗

二、心脏康复的意义

大量研究证实，稳定型心绞痛冠状动脉旁路移植术、经皮冠状动脉介入治疗、各种原因导致的慢性心力衰竭、心脏瓣膜置换或修复术后以及心脏移植术后患者可从心脏康复项目中获益。大量研究还显示，心脏康复能够延缓动脉粥样硬化发展进程，降低急性缺血性冠状动脉事件的发生率和住院率，接受心脏康复治疗的急性心肌梗死患者1年内猝死风险降低45%。

冠心病的康复是指采用积极主动的身体、心理、行为和社会活动训练，帮助患者缓解症状，改善心血管功能，在生理、心理、社会、职业和娱乐等方面达到理想状态，提高生活质量。同时强调积极的二级预防，包括干预冠心病危险因素，阻止或延缓疾病的发展过程，减轻残疾和减少再次发作的危险。

三、如何进行心脏康复

（一）心脏康复分期和标准化流程

传统心脏康复的标准模式包括3期：①Ⅰ期指急性心肌梗死或急性冠状动脉综合征住院期的康复。发达国家此期3~7天。②Ⅱ期指从患者出院开始，至病情稳定性完全建立为止。时间为5~6周。由于急性阶段缩短，Ⅱ期的时间也趋向于逐渐缩短。③Ⅲ期指病情处于较长期的稳定状态，或Ⅱ期过程结束。包括陈旧性心肌梗死、稳定型心绞痛及隐性冠心病患者。康复治疗的时间一般为2~3个月，自我锻炼应持续终身。也有人将终身维持的锻炼列为第Ⅳ期。

（二）心脏康复适应证和禁忌证

1. 适应证

（1）Ⅰ期：患者生命体征平稳，无明显心绞痛，安静心率<110次/分，无心力衰竭、严重心律失常和心源性休克，血压基本正常，体温正常。

（2）Ⅱ期：与Ⅰ期相似，患者病情稳定，运动能力达3MET以上，家庭活动时无显著症状和体征。

（3）Ⅲ期：临床病情稳定，包括陈旧性心肌梗死、稳定型劳力性心绞痛、隐性冠心病、冠状动脉分流术、腔内成型术后、心脏移植术后、安装起搏器后的患者。曾经被列为禁忌证的一些情况如病情稳定的心功能减退、室壁瘤等正在被逐步列入适应证的范畴。

2. **禁忌证**

凡是康复训练过程中可能诱发临床病情恶化的情况均为禁忌证，包括原发病临床病情不稳定或合并新的临床病症等。稳定与不稳定是相对概念，与康复医护人员的技术水平、训练监护条件、治疗理念等都有关系；此外不理解或不合作者不宜进行康复治疗。

（三）运动试验与医学评估

1. **运动试验**

运动试验是患者在开始运动项目前初始评估的重要内容之一。阶梯运动试验通常用于评估患者对逐步增加的体力活动的耐受力，而心电图、血流动力学和症状反应可以用来监测心肌缺血、心律失常或其他运动相关的异常。运动试验可用于诊断、判断预后和指导治疗等。预防运动诱发并发症的核心是在开始阶段进行合适筛选和危险分层，在患者评估之后选择合适的运动试验方案和形式。具体方法如心肺运动试验等。

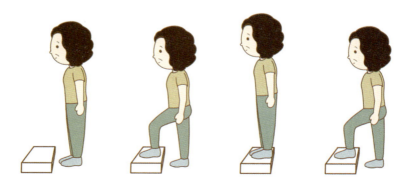

阶梯运动试验

第七章　得了高血压严重并发症，如何进行康复治疗

除症状限制性运动试验外，还有几种评估体力活动状态的方法：6分钟步行试验、医患面谈和问卷调查、控制工作模拟等。

2. 医学评估

医学评估的具体项目应包括既往史、体格检查和静息心电图。首次体格检查应该在实际从事心血管疾病常规治疗的医生指导下，由医生或其他经过培训且有资质的医疗保健服务人员完成。一份新的12导联静息心电图对评估心率、心律、传导异常及既往心肌梗死方面很有帮助。其可为将来进行比较提供重要参考，特别是患者出现新的提示心肌缺血或者心律失常的症状或体征时。

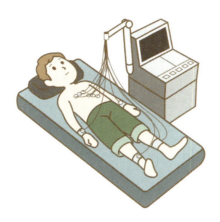

静息心电图

运动前，患者应熟悉症状评定量表，有疲劳感、心绞痛分级、呼吸困难、间歇性跛行可行"常用心绞痛及呼吸困难评定量表"和"间歇性跛行评分量表"评定。

四、心脏康复都可以做哪些

（一）Ⅰ期心脏康复（院内康复期）

Ⅰ期心脏康复是为住院期的心脏病患者提供的心脏康复和预防服务。本期康复目标为：缩短住院时间，促进日常生活能力及运动能力的

恢复，增强患者自信心，减轻精神心理症状；避免不必要卧床带来的不利影响；指导戒烟，为Ⅱ期康复提供全面完整的病情信息和准备。

1. 适应证

符合适应证的患者应尽早启动Ⅰ期心脏康复治疗。住院患者开始心脏康复指征：过去8小时内没有新的或再发胸痛，肌钙蛋白水平无进一步升高，没有出现新的心功能失代偿表现，并没有新的明显的心律失常或心电图动态改变，静息心率50~100次/分，静息血压（90~150）/（60~100）mmHg，血氧饱和度>95%。

2. 治疗方案

以循序渐进地增加活动量为原则，生命体征一旦稳定，无合并症时即可开始进行康复治疗。要根据患者的自我感觉，尽量进行可以耐受的日常活动。

（1）床上活动：从床上的肢体活动开始，包括呼吸训练。肢体活动一般从远端开始，强调活动时呼吸自然、平稳，无任何憋气和用力。然后逐步开始进行抗阻活动，如捏气球、皮球，或拉皮筋等，一般不需要专用器械。吃饭、洗脸、刷牙、穿衣等日常生活活动可以早期进行。

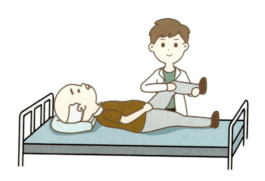

床上活动

（2）呼吸训练：主要指腹式呼吸，要点是吸气时腹部鼓起，膈肌尽量下降；呼气时腹部收缩，把肺内的气体尽量呼出。呼气与吸气之间要均匀、连贯、缓慢。

第七章　得了高血压严重并发症，如何进行康复治疗

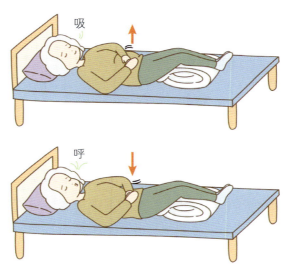

呼吸训练

（3）坐位训练：开始坐时可以有靠背或将床头抬高。有依托坐的能量消耗与卧位相同，直立位的心脏负荷低于卧位。

（4）步行训练：从床边站立开始，然后在床边步行。开始时最好进行若干次心电监护下的活动。要特别注意避免上肢高于心脏水平的活动，此类活动增加心脏负荷，常是诱发意外的原因。

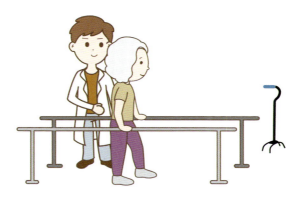

步行训练

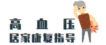

（5）排便：卧床患者常出现便秘，成为心血管疾病患者必须解决的问题。饮食结构的调整有利于缓解便秘，保持大便通畅。在床边放置简易坐便器，让患者坐位排便，其心脏负荷和能量消耗均小于卧床排便，也比较容易排便。

（6）上楼：上楼的运动负荷主要取决于上楼的速度。一般可以减慢速度，甚至每上一级台阶都稍做休息。

（7）康复方案调整与监护：如果患者在训练过程中没有不良反应，运动或活动时心率增加不足 10 次 / 分，则次日训练可以进入下一阶段。若运动中心率增加 10~20 次 / 分，则需要继续同一级别的运动。若心率增加超过 20 次 / 分或出现不良反应，则应退回到前一阶段的运动，甚至暂时停止运动训练。为了保证活动的安全性，可以在医学或心电监护下开始新一阶段的活动。在无任何异常的情况下，重复性的活动不一定要连续监护。

（8）出院前评估：出院前应对每例心血管疾病患者进行运动风险评估，目的是评估患者出院后活动风险，指导患者出院后日常活动，同时提供出院后医学运动处方。

（二）Ⅱ期心脏康复（院外早期康复或门诊康复期）

Ⅱ期心脏康复采用个体化病例管理模式，通过对每位患者的综合评估，制订个性化危险因素干预目标，以患者为中心，在设定目标时充分考虑患者的意愿和接受能力，与患者达成共同一致的短期和长期目标。Ⅱ期心脏康复是第一阶段的延续和第三阶段的基础，起着承上启下的枢纽作用。

1. 适应证

适应证包括：ST 段抬高型心肌梗死、非 ST 段抬高型急性冠状动脉综合征、稳定型心绞痛、冠状动脉支架术后、缺血性心肌病、慢性收缩性心力衰竭、心脏猝死综合征、下肢动脉闭塞症、心血管风险评估高危个体。

2. 禁忌证

禁忌证包括：不稳定型心绞痛、安静时收缩压 >200mmHg 或舒

第七章 得了高血压严重并发症，如何进行康复治疗

张压 >110mmHg、直立后血压下降 >20mmHg 并伴有症状、重度主动脉瓣狭窄、急性全身疾病或发热、未控制的严重房性或室性心律失常、未控制的明显窦性心动过速（>120 次 / 分）、未控制的心力衰竭、三度房室传导阻滞且未植入起搏器、活动性心包炎或心肌炎、血栓性静脉炎、近期血栓栓塞、安静时 ST 段压低或抬高（>2 毫米）、严重的可限制运动能力的运动系统异常，以及其他代谢异常，如急性甲状腺炎、低血钾、高血钾或血容量不足等。

3. Ⅱ期心脏康复开始时间和疗程

所有符合Ⅱ期心脏康复适应证的患者均应尽早接受心脏康复治疗。对于符合心脏康复适应证的住院患者，建议在患者出院前完成心脏康复转诊，Ⅱ期心脏康复正式启动时间在出院后即可，一般在出院后 1~3 周之内，持续 3~6 个月。对于符合心脏康复适应证的门诊患者，距发病 1 年内，应转诊接受心脏康复治疗。

4. 治疗方案

散步、医疗体操、气功、家庭卫生、厨房活动、园艺活动或在邻近区域购物等，强度为活动时心率达最大心率的 40%~50%，主观用力计分（RPE）不超过 13~15 分。一般活动无须医疗监测，较大强度活动时可用远程心电图监护系统监测。无并发症的患者可在家属帮助下逐步过渡到无监护活动。所有上肢超过心脏平面的活动均为高强度运动，应避免或减少。日常生活和工作时应采用能量节约策略，比如制订合理的工作或日常活动程序，减少不必要的动作和体力消耗等，以尽可能提高工作和体能效率。每周需要门诊随访 1 次。出现任何不适均应暂停运动，及时就诊。

可以早期进行。

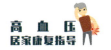

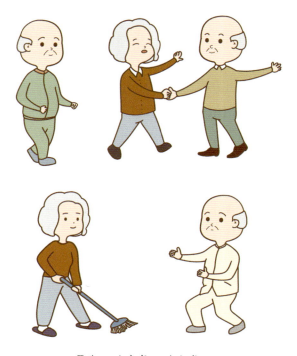

Ⅱ期心脏康复运动方式

（三）Ⅲ期心脏康复（院外长期康复）

Ⅲ期心脏康复是为心血管事件1年后的院外患者提供预防和康复服务的。是Ⅱ期康复的延续。这个时期，部分患者已恢复工作和日常活动，此期的关键是维持已形成的健康生活方式和运动习惯，仍需继续纠正心血管危险因素和加强心理社会支持。

治疗方案：全面康复方案包括有氧运动训练、循环抗阻运动训练、柔韧性训练、医疗体操、作业训练、放松性训练、行为治疗、心理治疗等。在整体方案中，有氧运动训练是最重要的核心。本节主要介绍有氧运动训练的基本方法。

1. 运动方式

步行、登山、游泳、骑车、中国传统形式的拳操等。慢跑曾经是推荐的运动，但因其运动强度较大，运动损伤较常见，近年来已经不主张

第七章 得了高血压严重并发症，如何进行康复治疗

使用。

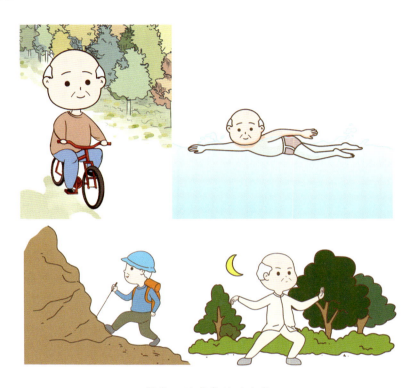

Ⅲ期心脏康复运动方式

2. 训练形式

训练形式可分为间断性运动和连续性运动。间断性运动指基本训练期有若干次高峰强度，高峰强度之间强度降低。其优点是可以获得较强的运动刺激，同时时间较短，不至于引起不可逆的病理性改变；缺点是需要不断调节运动强度，操作比较麻烦。连续性运动指训练的靶强度持续不变，是传统的训练方式。主要优点是简便，患者比较容易适应。

3. 运动量

运动量是康复治疗的核心，要达到一定阈值才能产生训练效应。合理的每周总运动量为700~2000卡。运动量<700卡/周只能维持身体活动

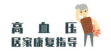

水平,而不能提高运动能力;运动量 >2000 卡 / 周亦不能增加训练效应。运动总量无明显性别差异。运动量的基本要素为强度、时间和频率。

(1)运动强度:运动训练必须达到的基本训练强度称为靶强度,可用最大心率(HR_{max})、心率储备、最大摄氧量(VO_{2max})、代谢当量(MET)、自我评定强度等级(RPE)等方式来表达。靶强度与最大强度的差值是训练的安全系数。靶强度一般为 40%~85% VO_{2max} 或 MET,或 60%~80% 心率储备,或 70%~85% HR_{max}。靶强度越高,产生心脏训练中心效应的可能性就越大。

(2)运动时间:指每次运动的时间。靶强度下的运动一般持续 10~60 分钟。在固定运动总量的前提下,训练时间与强度呈反比。准备活动和结束活动的时间另外计算。

(3)训练频率:指每周训练的次数。国际上多数采用每周 3~5 次的训练频率。运动量合适的主要标志:运动时稍出汗,轻度呼吸加快但不影响对话,早晨起床时有感舒适,无持续的疲劳感和其他不适感。

五、其他心脏病患者的康复治疗

(一)瓣膜性心脏病

患有瓣膜性心脏病但无瓣膜修补或置换的患者,即使有其他情况并存,如心肌梗死、心绞痛或冠状动脉旁路移植术,也可参与心脏康复。这些患者中,严重的主动脉狭窄是住院和门诊 CR/SP 的禁忌证。病情稍轻的主动脉狭窄患者可以进行运动,但运动中可能出现以下症状:如呼吸困难、心绞痛或晕厥。运动强度应低于可以诱发症状出现的阈值。

瓣膜置换术后患者运动处方与瓣膜性心脏病训练相类似。不过术后体力活动可能受到限制。因为体能差,要求患者在运动训练方案的早期阶段缓慢开始逐步升级。并注意避免上肢运动直到胸骨稳定且不存在术后胸骨伤口愈合问题。

(二)心律失常

虽然心律失常在进行心脏康复治疗的患者中并不少见,并有不同程

第七章　得了高血压严重并发症，如何进行康复治疗

度的症状，但大部分不危及生命。运动可能产生多种代谢、血流动力学和电生理改变，所有这些都会诱导缺血致心律失常。此外，运动强度与出现心律失常可能相关，然而，除了运动强度外，还有其他因素可能与心律失常相关，包括自主神经系统的变化、药物导致心律失常的副作用、电解质紊乱、脱水和特定的环境因素等。

虽然在与运动相关的危险因素中，其中一个是心律失常，但如果运动处方是针对个人心脏状况的话，则受益普遍大于风险。心律失常患者应该有预定的目标，应在特定的一段时间内行监测下运动，并应预先制订终止运动的标准。

（三）心房颤动

轻至中度的体力活动，特别是休闲时间的活动和散步，与老年人心房颤动发生率显著降低相关。对于那些已被确诊为心房颤动的患者，规律适度的体力活动能够提高心房颤动患者的运动能力和控制心室率。非结构性心脏病及无预激（WPW）综合征患者可以安全地进行中等强度的等长和等张运动，部分取决于潜在的心血管疾病的存在和严重程度。

（四）心力衰竭

心力衰竭是指以心输出量减少，常常不能满足重要器官和生理系统需求为特征的一种状态。心力衰竭的病理生理涉及心室收缩（射血分数降低心力衰竭）或舒张（射血分数正常心力衰竭）功能受损。确定由心力衰竭导致的功能障碍包括评估和观察症状与体征的变化、功能状态，以及健康相关的生活质量。可以用 6 分钟步行试验评价参与心脏康复和二级预防之前、期间及之后的体能与运动耐量，用常规运动试验评估运动持续时间，或用心肺运动试验测量最大摄氧量。心力衰竭患者可进行呼吸运动或训练。最常用的是呼吸肌训练装置，可以持续改善呼吸肌力量、耐力和呼吸困难。

（孙胜男　向　云）

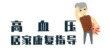

第二节 脑血管疾病的康复

高血压是脑血管疾病主要危险因素之一，血压水平越高，越容易并发各种脑血管疾病。脑血管疾病的康复是降低致残率的有效方法，能够减轻患者功能上的残疾，减轻家庭负担。

脑血管疾病的康复是一个持续的过程，其中社区和家庭康复尤为重要。康复的实质是"学习、锻炼、再学习、再锻炼"，康复应尽早进行、循序渐进，需要患者积极配合，才能取得康复成效。此外，脑血管疾病的特点是"障碍与疾病共存"，针对不同情况的患者采取不同的康复手段，使康复与治疗并进，以期达到更好的康复效果。

一、脑血管疾病康复管理

高血压并发脑血管疾病多起病急，病情进展快。及时分辨早期症状，尽快送医治疗，能使患者转危为安。脑血管疾病急性期的早期介入能有效促进患者功能恢复，预防并发症的产生，对后期康复具有重要意义。

前面章节有阐述脑血管疾病如何早期识别，发现时该做些什么应对，此章节就脑血管疾病发生后如何康复进行讲解。

（一）急性期院内康复

急性期一般指发病前2周内的这段时间，这一时期的主要特点是病情不稳定，常有病情骤然变化和意外发生。

1. 开始时间

脑血管疾病发生后应在病情稳定后尽早开始早期活动。早期活动指临床症状稳定后24~72小时予以部分离床康复干预，并鼓励患者逐渐增加康复训练。早期活动可以显著降低患者的病死率和致残率。

2. 康复目的

急性期康复的目的主要是为了预防失用综合征、预防可能发生的并发症和关节僵硬、挛缩等继发性损害，尽快地从床上的被动活动，通过

第七章　得了高血压严重并发症，如何进行康复治疗

自主活动，过渡到主动活动，为康复训练创造条件。早期康复能帮助患者尽早开始床上的生活自理，对患者心理非常有益。

3. 康复措施

那么急性期患者具体应该如何进行康复呢？

（1）体位摆放：首先应进行正确的体位摆放。体位摆放能预防和减轻偏瘫患者痉挛的出现和发展。患者常表现为上肢屈曲并肩胛带后缩，下肢伸展并髋关节外旋，因此在床上时体位应呈抗痉挛位即上肢伸展位、下肢屈曲位。体位摆放包括健侧卧位、患侧卧位和仰卧位。

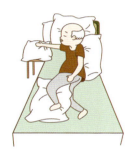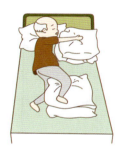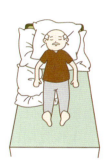

体位摆放

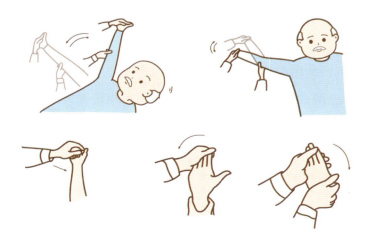

关节被动活动

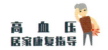

（2）协助患者定时翻身、叩背，使用交替充气气垫床预防压疮。

（3）对不能主动运动的患者进行患肢关节的被动活动，可维持关节活动范围，预防关节挛缩。活动顺序应从近端关节到远端关节，动作要柔和平稳，具有节律性。尽量多进行如肩外展、外旋，前臂旋后，腕背伸、伸展，伸髋，屈膝，踝背屈等抗痉挛模式的运动。

（4）通过揉按、拍打、刷擦等刺激活动加强血液和淋巴回流，促进感觉恢复，诱发主动运动，预防静脉血栓形成。动作应轻柔、缓慢而有规律。

（5）利用联合反应、共同运动等低位中枢的反射诱发肢体主动性活动。如健侧上肢抗阻力伸展肘关节、健侧下肢抗阻力内收等。

（6）患者意识清醒且体力允许时，指导患者用健侧肢体带动患侧肢体在床上进行主动运动。包括上肢及下肢运动、双桥式运动、翻身训练等。

（7）患者病情允许时可进行站立床训练，逐渐增加角度，预防直立性低血压、呼吸道感染、压疮、骨质疏松等。

（二）恢复期日常居家康复

由于有必要加强对患者偏瘫侧的刺激，家属及护理人员应该在患侧照料患者，帮助其洗漱或喂饭。探访者也最好站在患者的患侧，与其谈话时可握住其患手，以提供更多的刺激。如果患者最初转头有困难，家属可以用手帮助他转头，这样可以减轻其对患侧空间的忽视。

1. 适应人群

脑血管疾病患者经过一段时间住院康复后，功能恢复速度会逐渐放慢，可考虑出院进行居家康复。要求患者病情稳定，生命体征（即体温、呼吸、脉搏、血压）平稳，无心肌梗死、上消化道出血、肺部感染及肾功能不全等严重并发症。患者意识较清醒，能按照家人的指导行动。

2. 居家环境布置

应根据患者情况进行家庭环境的布置和改造，基本要求是应做到无障碍设施，对出入口、阶梯、电梯、房门以及门把手、开关、窗户和窗台的高度等均应进行适当调整。

第七章　得了高血压严重并发症，如何进行康复治疗

（1）居室要求：室内应宽敞以方便轮椅出入，床与周围家具之间的间隙应不小于1.5米，出入口宽度应大于1米，居室应保持清洁卫生、安静，避免噪音，空气新鲜，室内光线明亮和通风良好。

（2）地面要求：地面应防滑，有弹性，防止患者滑倒。

（3）楼梯要求：以坡道设施或电梯代替，电梯空间不小于1.5米×1.5米，出入口不小于85厘米，除掉门槛等障碍，为使用轮椅或其他代步器（拐杖、助行器等）的患者提供足够的空间。

（4）卫生间要求：卫生间门最好采用轨道推拉式门，方便患者出入，卫生间应宽大，以坐式马桶为主，两侧要有扶手。

（5）床要求：床面高度应方便患者上下，不超过45厘米，床脚要能制动或不安装滑轮，床应有护栏，床垫应有弹性，必要时配备防压疮垫。

（6）其他设施：若患者需长期乘坐轮椅，门把手、电灯开关、水龙头、洗面池等的高度应以80厘米为宜。房间的窗户和窗台的高度应略低于普通家庭的高度，不影响坐轮椅者的视线，利于其直接观望户外景色，愉悦心情。墙上可安装85厘米高的扶手，以利于患者站立行走训练时扶持，防止滑倒。

（三）分期康复方法

通常康复过程一般要经历5个时期，早期、软瘫期、痉挛期、相对恢复期和后遗症期。不同的时期康复治疗方法也是不同的，家属应根据患者情况协助患者进行适当的康复锻炼。

1. 早期

早期通常是指脑血管疾病发生后的1~2周内，此时患者病情尚不稳定，以稳定病情为主。可以在医生的指导下适当进行一些康复训练。

2. 软瘫期

软瘫期指疾病发生后单侧或双侧肢体没有力量，不能自如活动的表现。该期患者可进行床上主动康复运动。如床上翻身训练、坐位及坐位平衡训练、坐起训练、手指及手功能训练、下肢屈曲训练等。

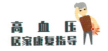

3. 痉挛期

痉挛期指出现肌肉张力升高、肢体僵硬的症状表现。该期患者可进行抗痉挛训练、坐位转换及站立平衡训练、步行训练、上下楼梯训练、上肢控制能力训练、作业训练等。

4. 相对恢复期

相对恢复期指患者功能改善的黄金治疗期,恢复速度较快。患者应逐渐矫正错误的运动模式,产生正确的运动模式。康复要点是指导患者进行改善手功能和改善步态的训练。

5. 后遗症期

后遗症期指经过较长时间的康复训练仍遗留有部分功能障碍。患者留有后遗症,主要有肢体痉挛、关节挛缩畸形、运动姿势异常等。此期主要指导患者继续训练和利用残余功能,争取最大限度的生活自理以提高生存质量。

(四)常用运动功能康复方法

为了恢复患者的运动功能,使患者能够坐、站、行走,以下康复方法也是我们常用的。

1. 维持和改善关节活动度

维持和改善关节活动度的训练技术根据是否借助外力分为主动运动、主动助力运动和被动运动三种。

(1)主动运动:根据患者关节活动受限的方向和程度,设计一些有针对性的动作。

(2)主动助力运动:亦称辅助主动运动,是在外力的辅助下,患者主动收缩肌肉来完成的运动或动作。这种运动常是由被动运动向主动运动过渡的形式。其目的是逐步增强肌力,建立协调动作模式。

(3)被动运动:以维持正常或现存关节活动范围和防止挛缩、变形为目的,无须肌肉主动收缩参与运动,而借助他人、器械或自我肢体辅助来完成的训练方法。

第七章　得了高血压严重并发症，如何进行康复治疗

2. 增强肌力

肌肉无力是脑血管疾病后常见的损害，在肌力训练前，应根据原有肌力水平选择肌力训练方式。临床一般将肌力分为6个等级。①0级：不能运动且肌肉无收缩。②1级：肌肉收缩但不能运动。③2级：能在床上平行移动。④3级：能抬离床面。⑤4级：能对抗阻力。⑥5级：肌力正常。

（1）非抗阻运动训练：适用于肌力3级及以下患者，包括被动运动、主动助力运动和主动运动等。当患者肌肉力量较弱时，由家属帮助患者运动，或利用简单装置将患肢悬吊后在水平面上进行运动训练。而当患者肌力达到3级时，可让患者将需训练的肢体放在抗重力的位置上，进行主动运动。

（2）抗阻运动训练：适用于肌力3级以上患者，指克服外加阻力的主动训练方法。根据肌肉收缩类型又分为抗等张阻力运动、抗等长阻力运动和等速运动。常用徒手以自身体重作为负荷进行，如俯卧撑、下蹲起立、仰卧起坐等运动；或用器械如沙袋、哑铃、墙壁拉力器或专用肌力练习器等辅助运动。训练重量大、重复次数少，有利于发展肌力；而重量中等、重复次数多则有利于发展肌肉耐力。

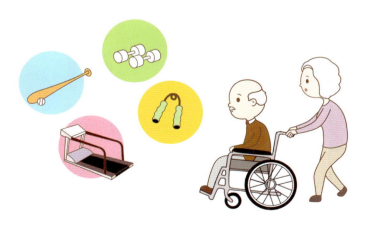

增强肌力

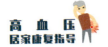

3. 恢复平衡能力

平衡功能训练是康复训练中的一项重要内容，因为平衡功能的好坏能直接或间接地影响患者身体控制和日后的生活自理能力。平衡训练要求患者在训练后达到下意识自动维持平衡。

（1）静态平衡训练法：可先从比较稳定的体位开始，然后转至不稳定的体位。大致顺序为：前臂支撑俯卧位、前臂支撑俯卧跪位、前倾跪位、跪坐位、半跪位、坐位、站立位（扶平衡杠站、独立站、单腿站）。

（2）动态平衡训练法：在支撑面由大到小、重心由低到高的各种体位下，逐步施加外力完成。具体可通过摇晃平衡板、圆棍（上铺塑料布）及大小不同的充气球进行。

（3）增加复杂性的平衡训练：可在上述两种训练方法的基础上，通过遮断视线的方法或训练中增加肢体和躯干的扭动进行。

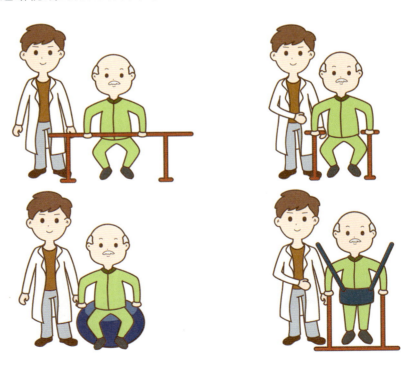

平衡功能训练

第七章　得了高血压严重并发症，如何进行康复治疗

4. 恢复步行功能

步行是一个立位动态平衡姿势的维持过程，它需要全身各个部位协调运动，从而达到由失去平衡到重获平衡的目的。

（1）平行杠内训练：首先利用平行杠进行站立训练，然后练习重心转移，逐渐过渡到进行杠内步行训练。

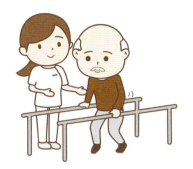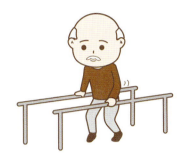

平行杠内训练

（2）拐杖辅助步行训练：常用拐杖有腋拐、肘拐、手杖（四脚手杖、三脚手杖）等。利用拐杖进行步行训练时，患者要具有较好的平衡能力和上肢支撑能力，一般要经过平行杠内基本动作训练后方可进行。

（五）如何帮助吞咽功能障碍患者进食

脑血管疾病患者可能出现吞咽功能障碍，不能自己吃饭，这时我们应该怎样进行康复训练呢？

1. 进食姿势

脑血管疾病患者往往由于咽、喉、舌等部位的肌肉麻痹或不协调，导致吞咽困难、呛咳，因此必须采取正确的进食姿势。

（1）坐位进食方法：患者端坐于桌前，头颈部处于竖直位，躯干伸直，患侧手放于桌上。

（2）卧位进食方法：如果患者处于卧床期，进食时家属应位于患者患侧，患者头偏向患侧。由于患侧咀嚼能力差，家属应将食物送入其

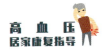

口腔后部,以利于患者吞咽。

2. 食物和餐具的选择

(1) 开始时应选择密度均一、有适当黏性、不易松散、容易变形且不在黏膜上残留的食物。

(2) 进食时一般先以少量试吃(3~5毫升),然后酌情增加每次进食量。

(3) 选取薄而小的勺子做餐具。

3. 常用的吞咽训练方法

(1) 口唇闭合训练:偏瘫患者往往表现为嘴微张或唇紧贴于齿外且经常流涎,可用冰块快速摩擦或用电动牙刷背面刺激口唇部,改善口唇的闭合功能。

(2) 舌肌的运动训练:①家属可把手放在患者颌下、口腔底部软组织区,用手指向上、向前推压软组织以改善舌肌的张力,刺激其向前运动。②如果患者的舌有一定的运动能力,家属可指导患者将舌抵向颊后部,家属用手指指点地方,患者试着用舌推颊,以增强舌肌的力量。

(3) 软腭的活动训练:①家属一手用压舌板压住患者的舌头,另一手用冰冻的棉棒快速擦软腭,刺激的方向为向上向外,冰刺激后嘱患者发"啊"音,使软腭上抬。②患者用吸管向一杯水里吹气泡,尽量保持气流量均匀,可刺激软腭活动。

(六) 如何提高患者的日常生活能力

家属应协助患者进行吃饭、穿衣、洗漱等一系列日常生活训练,提高患者的自理能力。日常生活能力的恢复对患者重返家庭,甚至重返社会十分重要。

1. 穿衣

(1) 穿上衣:患者取坐位较易穿衣。穿衣时宜先穿患侧,脱衣时宜先脱健侧。利用健侧手套上患侧上肢袖子,然后用健侧手将健侧上肢袖子移至健侧,并套上健侧上肢袖子,最后用健侧手扯平下襟,系扣或拉拉锁。脱衣步骤与穿衣步骤相反。

第七章　得了高血压严重并发症，如何进行康复治疗

（2）穿裤子：在床上穿裤子时利用健侧手先套上患侧裤腿，然后再穿上健侧裤腿，仰卧于床上，利用健侧腿支撑起臀部，将裤腰提上，用健侧手系好腰带；在椅子上穿裤子时利用健侧手先穿患侧腿，再穿健侧腿，将裤子提至大腿上部，站起，用健侧手系好腰带。

（3）穿鞋子和袜子：穿袜子时，首先将患侧腿交叉搭在健侧腿上，如果不能主动完成，可用交叉握的双手抬起患侧腿，但要避免用健侧手抓抬患侧腿，然后用健侧手的拇指和食指张开袜口，向前倾斜身体把袜子套在患侧脚上。用同样的方法穿上另一只袜子。穿鞋的方法与穿袜子类似。

2．洗漱

（1）洗脸：洗脸时用脸盆或洗手池盛水，用健侧手持毛巾洗脸，然后利用水龙头拧干毛巾擦脸。擦健侧手时，可利用患侧上肢弯曲的前臂和腹部夹住干毛巾，健侧手在毛巾上来回擦拭。如果取坐位，可将毛巾放在大腿上，健侧手在毛巾上来回擦拭。

（2）刷牙：刷牙时如果患侧手有少许功能，就可利用患侧手持牙刷，健侧手挤牙膏，然后用健侧手刷牙。如果患侧手功能完全丧失，可用健侧手单独完成。

3．吃饭

可使用防洒碗，以免食物洒到外面，也有助于将食物盛入匙内，可在盘下面放置一防滑垫，以增加盘子与桌面之间的摩擦力。若患者利手侧偏瘫，可使用改制粗柄汤匙及辅助筷，协助患手吃饭和夹菜。

4．洗澡

通常取淋浴，喷头下方靠墙放置一木椅，患者坐在椅上冲洗，利用健侧手持喷头冲洗前面，用带长柄的海绵刷擦洗后背。可在墙壁上安置扶手，以利于站起。

二、并发症的预防和处理

患者由于疾病造成的功能障碍及后期恢复中存在的一些问题，可引

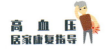

起多种继发障碍或并发症，如跌倒、压疮、肺炎、骨质疏松、肩痛、肩手综合征、肩关节半脱位、深静脉血栓等。脑血管疾病后的继发障碍多由卧床时间长、训练和护理不当等原因引起，会给患者造成不必要的痛苦，延缓康复进程，影响康复效果。

（一）常见并发症的预防

我们首先应该做到以下并发症的预防。

1. 跌倒

跌倒是 65 岁及以上老年人外伤性致死的首位原因。患者出院后常遗留不同程度的功能障碍，在长期居家康复训练中，日常生活自理能力在不同程度上受到影响，当起床、站立、步行时，由于重心不稳，发生意外跌倒的概率也随之增加，意外跌倒的事件给患者和家属带来严重的伤害与影响。因此如何有效地预防跌倒的发生，对提高患者的生活质量有着重要意义。

（1）选择合适、牢固的床及凳子，地面保持干燥防滑，通道无障碍物且照明充足，设有扶手和报警装置。

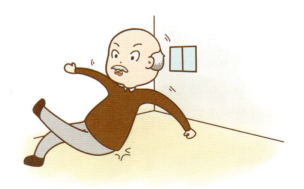

地面湿滑易跌倒

（2）活动要按照功能状态按程序进行，忌操之过急；日常活动时给予严密监护，做好安全保护。

第七章　得了高血压严重并发症，如何进行康复治疗

（3）提供感知的帮助，指导患者穿适宜的衣服，避免衣裤过紧或过大、过长。将简易的呼叫铃置于健侧，并指导患者使用。

（4）进行服药指导，糖尿病患者应避免空腹运动，高血压患者应避免姿势快速转变，起床时先坐着休息10分钟后再下床活动。

2. 压疮

压疮是机体某一部位因长期过度受压，由压力、剪切力或摩擦力而导致的皮肤和深部组织的溃疡，通常发生在骨隆突处。压疮是脑血管意外最常见的并发症，与脑血管意外患者感觉障碍、大小便失禁、身体活动障碍、血液循环障碍、营养障碍等有密切关系。压疮的皮肤损害往往是感染的来源，同时也会使患者比较难以保持必要的训练姿势，甚至影响患者的康复。因此，压疮的预防胜于治疗，需针对病因采取相应的措施。

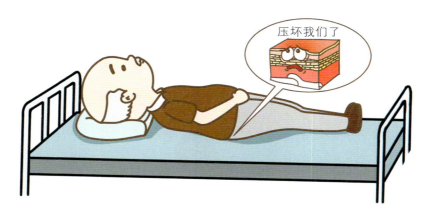

长期卧床有压疮

（1）适时变换体位，减压是预防压疮最有效的方法，正确的翻身方法是每隔2小时翻身1次，予以30°侧卧，尽量避免90°侧卧位，避免摩擦力和剪切力对皮肤造成损伤，平卧时背部、髋部、膝部、踝部及足底部应垫软枕。

（2）使用体表支持物，如各种特殊的床垫、充气垫。使用保护性敷料保护骨隆突，如各种有减压作用的泡沫敷料。

（3）保持床单清洁，保持衣裤平整，避免衣物皱褶让皮肤受压。干燥皮肤可使用润滑剂。

（4）正确使用男患者的尿套及大便收集袋，可使用吸水性尿布或尿垫，及时更换接尿器或尿布垫。尽量避免使用尿不湿，以免真菌感染。

3. 肺炎

患者经治疗后常遗留不同程度的功能障碍，如由于意识障碍和吞咽障碍导致吸入性肺炎，以及长期卧床并发坠积性肺炎。另外，患者营养不良，免疫力下降容易导致肺部感染。因此，对脑卒中患者应积极预防肺部感染的发生。

（1）持呼吸道通畅：进行翻身拍背，每隔2小时1次，沿支气管走行方向，自下而上有节律地叩拍患者背部，同时嘱患者缓慢深呼吸。拍背时患者应取侧卧位，去枕，以利于痰液引流，拍背后，嘱患者用力咳嗽将痰液排出。患者应进行咳嗽训练，先深呼吸2~3次，吸气后屏气数秒，接着咳嗽排痰。必要时，协助患者借助躯体力量均匀有力地向内向上挤压胸廓，辅助痰液咳出。

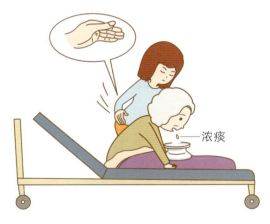

拍背排痰

（2）防止误吸：保持口腔清洁，每次进食后及时清除口腔内的食物残渣与分泌物，以防吸入性肺炎。吞咽障碍患者进食时应注意食物标

第七章 得了高血压严重并发症，如何进行康复治疗

准、摄食姿势、进食量、餐具使用、摄食方法。在进食过程中可适当给患者喝一些温水，用杯子饮水时，杯中的水应至少保留半杯。一般不用吸管，以免误吸入气管。

（3）呼吸训练：指导患者呼吸训练，增加肺容量和顺应性，便于膈肌的活动，有利于排痰。进行缩唇呼吸训练和腹式呼吸训练。缩唇呼吸需指导患者鼻吸口呼，以鼻吸气，缩唇呼气，即呼气时，收腹部，胸部前倾，口唇缩成吹口哨状，缓慢呼气并发出声音。腹式呼吸训练则根据患者情况，取仰卧位或半卧位、坐位，让患者一手放在上腹部（剑突下），感觉横膈和腹部的活动，另一只手放在胸部，感觉上胸及辅助呼吸肌的活动。经鼻腔做深吸气，同时，向上隆起腹部而使胸廓运动保持在最小状态。

4．深静脉血栓

深静脉血栓是指血液非正常地在深静脉内凝结，属于下肢静脉回流障碍性疾病。血栓形成大多发生于制动状态，患者因为早期卧床制动而容易形成血栓。

（1）早期运动对防止深静脉血栓非常重要。早期康复介入，床边开展关节被动运动，早期脱离卧床均可有效降低深静脉血栓形成风险。

（2）分级弹力袜或采用弹力绷带从远端到近端向心性加压缠绕，注意防止压力增加诱发肢体血管缺血性疾病。

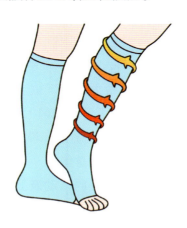

弹力袜加压

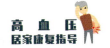

（3）对于高度怀疑深静脉血栓患者，应立即抬高患肢，停止一切运动，及时送医就诊。

（二）常见并发症的处理

当出现以下并发症时，我们应该学会如何处理。

1. 痉挛

（1）对患者进行预防性康复教育，采取抗痉挛体位，保持正常的关节活动范围，以预防痉挛引起的异常体位和关节挛缩。

（2）去除加重痉挛的诱因，包括伤害性刺激，如尿道感染、压疮、深静脉血栓、疼痛、骨折等。去除精神紧张因素，如焦虑、抑郁等，防止过度用力、疲劳等。

（3）通过姿势控制来调节全身的肌紧张，因中枢神经受到破坏后，变得活化的各种姿势反射来抑制某些肌群肌张力增加。

（4）任何使痉挛肌受到持续牵张的活动或姿势均可使相应的肌肉和肌张力降低。如上肢采取bobath伸展支撑姿势，可降低上肢痉挛肌屈肌肌张力。

2. 肩关节半脱位

肩关节半脱位在偏瘫患者中较常见，表现为肩外侧顶端出现明显的凹陷，可以看到患者的肩呈方形而并非正常的圆形。一旦出现肩关节半脱位，多难以恢复，故早期应加以保护、进行预防是必要的。

（1）进行良肢位摆放：仰卧位时，患侧肩胛骨下垫枕，使其处于前伸位，肘关节伸展，前臂旋后，腕关节和手指伸展。坐位时，在患肢前方放置一平桌，将患肢托起，避免自然下垂。

（2）对近端弛缓的肌群，如三角肌和冈上肌等，可施加叩击方法，叩击前要调整患侧上肢，使身体呈抑制痉挛模式体位。叩击手法节奏要快，力量均匀，用手指指腹接触患者身体。

（3）刺激肩关节周围稳定肌群的活动及张力。让患者上肢负重，通过挤压肩关节和反射性地刺激肌肉的活动，使肩关节周围肌群的活动及张力提高。

第七章 得了高血压严重并发症，如何进行康复治疗

（4）在不损伤肩关节及周围组织的条件下，被动地做无痛性全关节范围活动，在运动过程中各种姿势和上肢的活动都应符合此原则，但治疗者要注意在活动过程中出现疼痛应立刻停止并改变姿势。

3. 肩手综合征

肩手综合征是指患者患手突然水肿疼痛及肩关节疼痛，并使手功能受限。因疼痛较重并发挛缩，成为康复的阻碍因素。

（1）进行患侧上肢或患手的主动运动或主动辅助运动，以及用健手协助患手或患侧上肢活动。患者在平卧位时把患侧上肢上举，或者用健手握患手上举上肢。

（2）使掌指关节伸展，防止腕关节掌屈，坐位时应把患手放在膝上，使掌指关节伸展。也可用一种使腕关节维持背屈的夹板托起手掌，然后用绷带给予固定，尽可能做到每天 24 小时维持腕关节背伸位。

（3）向心性缠绕压迫手指，即用直径为 1~2mm 的绳子从远端向近端缠绕患手每一指，再用同样的方法缠绕手掌，由远到近至腕关节止，然后再一一解开。

三、如何预防脑血管疾病的发生及降低复发率

脑血管疾病已成为影响我国民众生命和健康的重要疾病之一。社会工作者和医护人员应进行强化宣传教育，及早检查和发现各种脑血管病的危险因素，定期随访，并按照不同的患病程度，坚持进行有效的针对性干预。

（1）每年至少测量血压 1 次，特别是 35 岁以上人群。对已确诊为高血压的患者，必须进行规范化的抗高血压治疗，定期复查、巩固疗效，避免不规则用药导致的血压高低波动。

（2）有心脏病、糖尿病、高血压心脏病的患者除应接受有关专科的治疗、监测外，同时也应列为脑血管疾病防治的重点干预对象。

（3）对已确诊或拟诊断为短暂性脑缺血发作者，应重点干预并定期进行随访治疗。

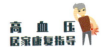

（4）监测血脂，如果血浆胆固醇水平过高，可采用膳食调节和药物疗法。

（5）戒烟，特别是合并有其他危险因素者，宜规劝其戒烟。

（6）饮酒适量。

（7）减少钠与脂肪的摄入。对饮食偏咸、偏油腻的中老年人，建议改善饮食结构，保持清淡饮食，多吃蔬菜和水果。

（8）进行有规律的体育锻炼。

（9）注意保持良好的生活习惯，保持心情舒畅，防治便秘。

（10）认识脑血管疾病的症状，一旦出现可疑症状，应立即就诊。

（刘家庆　向　云）

第三节　肾脏疾病的康复

肾脏是高血压损害的靶器官之一，流行病学资料显示，因高血压造成肾脏损害而进入慢性肾脏疾病（CKD）的患者人数呈逐年增多的趋势，终末期肾病有可能成为影响高血压患者死亡率升高的主要因素之一。

早期人们普遍认为CKD患者因长期疾病导致身体虚弱、体能差以及营养不良，更多的休息有利于康复，然而越来越多的研究表明，CKD患者缺乏运动训练，会逐渐引起全身多系统功能不同程度的障碍出现，适当的运动康复训练却可以提高心肺功能、身体功能，大大提高患者的生命生活质量。

CKD患者的康复干预形式多样，早期更多的是非运动的干预举措，例如心理关怀、健康宣教、参与社会集体活动等，随着运动干预手段在其他慢性疾病中的普及，人们开始考虑将运动康复训练应用到CKD患者中。

本书前面章节有阐述高血压肾病相关内容，本章节主要指导读者除规范的用药外，在居家生活中亦可以掌握的一些简单的运动训练方法。

目前的一些资料显示，CKD患者的运动康复措施总的来说包含三大

第七章 得了高血压严重并发症，如何进行康复治疗

类：有氧运动训练、抗阻运动训练及有氧运动训练结合抗阻运动训练。当然，患者应根据自身病情特点制订个性化的运动康复方案。

一、有氧运动训练

有氧运动训练是指人体在氧气充分供应的情况下进行的身体训练，主要包括步行、慢跑、上下楼梯、游泳、骑功率自行车等。通过有氧运动训练，可以改善患者的生理功能、心肺耐力及生命生活质量。此种训练方法训练，可以不受场地、器材、年龄约束，各个年龄段的患者均可以根据自身情况去开展，训练强度可由低至高，强度以观察呼吸、心率等指标做调整，在运动过程中避免出现急促呼吸、心动过速，尽可能每周训练3~5次，每天训练时间不少于30分钟。

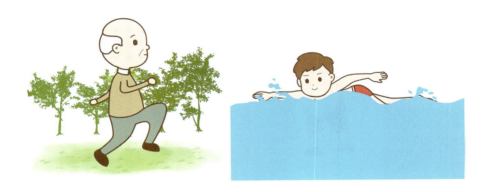

有氧运动训练

二、抗阻运动训练

抗阻运动训练对患者肌肉力量有要求，可以克服重力和外在阻力完成关节活动范围内的运动训练，主要包括等长训练、等张训练和等速训练。居家生活中最能体现的训练方式为各种不同形式的托举哑铃。此种训练方式与有氧运动训练不同，主要以提高患者的肌肉力量及肌肉耐力为主，运动强度以局部肌肉反应为准。在增强肌肉力量时，宜进行大负荷、

少重复次数训练；而在增强肌肉耐力时，宜进行中等负荷、少重复次数训练。因此在训练过程中，应注意不引起明显疼痛，运动前后需做充分的准备及整理放松活动，保持正确的身体姿势，必要时在专业人员的保护和指导下进行，一些同时患有心血管系统疾病的患者慎做此种训练。

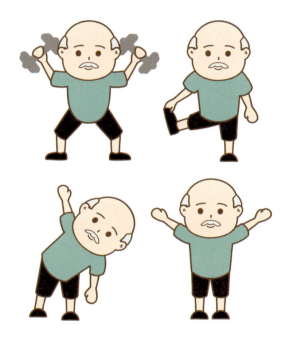

抗阻运动训练

三、有氧运动训练结合抗阻运动训练

前文说过，有氧运动训练和抗阻运动训练均有助于CKD患者身心健康，而两者结合是为了获得更好的康复效果。通过此类训练方式，可以增强CKD患者的肌肉力量、增强心脏功能并提高身体功能。此类训练方式受场地、器材限制，可在专业医疗机构或健身场所俱乐部开展，在训练过程中需要专业人员进行保护和指导。

总之，"生命在于运动"，CKD患者应该进行运动康复训练以缓解

第七章　得了高血压严重并发症，如何进行康复治疗

慢性肾病的多器官损害和多系统功能障碍，降低由于缺乏运动造成的各种未知风险，但在居家运动中，参与者应视自身状况制订适合自己的运动方案，避免出现运动损伤。

（李　浩　向　云）

第四节　眼病的康复

血压长期超过正常值，会诱发眼底发生一系列病理改变，这种改变与患者年龄和病程相关，一般来说，年龄越大，病程越长，眼底改变越明显，继而会导致高血压"靶器官——眼"受累的程度越厉害。临床上将高血压的眼底改变分为4级。①第1级：视网膜动脉功能性狭窄或伴有轻度硬化，主要发生于第2分支及以下的分支。②第2级：视网膜动脉硬化程度比第1级明显，动脉管径狭窄不均，并出现动静脉交叉压迹现象。③第3级：除视网膜动脉狭窄与硬化外，尚有视网膜水肿、棉絮状斑、硬性白斑、出血斑等视网膜病变。④第4级：除有第3级改变外，尚有视神经盘水肿。

高血压患者眼底病变平日里会有一些临床症状出现，如头痛、眼痛、恶心、呕吐、视力下降、眼胀、视物模糊、眼睛干涩、发红、有灼热感和异物感等。

当居家有上述症状出现时，且自身患有高血压，则需要提高警惕，视情况选择到眼科、心血管内科就诊，通过一些检查来确诊，及早进行干预治疗。

除到医院就诊外，居家生活中对血压良好的控制也是预防和治疗高血压眼病最佳方法之一，通过多种治疗手段可以控制好血压，主要包括5个方面：高血压的认识，自

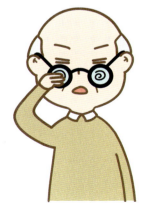

眼底病变常见症状

我监测量血压，饮食治疗，药物治疗和运动治疗，具体内容可参阅本书前面章节。

（李浩 向云）

第五节 周围血管疾病的康复

很多老年人在日常锻炼时出现腿会痛，休息一会后又会缓解好转，往往认为是运动过度或是年纪大了肌肉退化所致。其实，运动后的下肢疼痛、麻木很有可能是下肢血管病的前期征兆，若不加重视，随着病情发展，会出现间歇性跛行，安静状态时下肢疼痛，甚至后期坏疽、溃疡致截肢，严重影响生活。

那么，在日常生活中，大家如何自我感知下肢血管是否健康呢？这里介绍一下居家自我检查法：一摸二看三感。

一摸：食指、中指并拢，指腹轻轻触摸感受足背动脉的搏动，一般能摸到足部的脉搏，说明下肢动脉血管通畅，如果摸不到或者明显减弱了，这时可能已经发生了不同程度的下肢动脉狭窄。

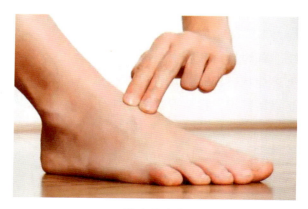

摸足背动脉

二看：平躺床上，双腿抬高至45°，保持1分钟，然后观察自己

第七章 得了高血压严重并发症,如何进行康复治疗

的双腿,如果颜色苍白,可能存在肢体供血不足。恢复坐姿,正常人一般 10 秒内双腿颜色可以恢复正常,如果时间延长超过 45 秒,进一步提示这条腿发生了缺血。

三感:感受两条腿的温度,如果两条腿温度不一样,那么较低温度侧的下肢可能发生了血管病变。

上述方法只能作为参考,可以作为初步自我判断是否存在足部血管病变的基本方法。尤其是老年人,随着年龄的增长,出现血管病变的概率也会逐渐提高,所以老人们需要积极预防,同时加强下肢运动锻炼。

(李　浩　向　云)

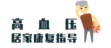

第八章 高血压防治中的常见问题

Q1：高血压人群的日常护理怎么做？

A：（1）保持心情平静，切忌情绪激动。

（2）保证充足睡眠，早睡早起、睡前尽量不喝水、睡前要避免过度兴奋；要按时量血压。

（3）起床要缓慢，做到3个30秒：醒来先静静地平躺30秒；完全清醒后再起身、床上稳坐30秒；感觉一下是否有不舒服，无不舒服再缓缓起身、床边双腿下垂坐稳30秒无不适，方可下床活动。

（4）要做适量有氧运动；不宜长时间打麻将、看电视，或观看太过惊险、刺激的节目。

（5）饭后不可立即洗澡、水温不可过热或用冷水洗澡、洗澡时间不可过长、酒后不宜洗澡。

（6）禁烟禁酒。

（7）注意温度的影响，温度变化时要注意及时添加衣物，避免寒冷刺激，预防脑卒中的发生。

（8）切不可随意停药，也不能盲目选用中药进补。

（9）保持大便通畅，不宜蹲着大便。排便时如果急躁、屏气用力，容易造成血压升高，诱发脑出血。所以，采取坐便，蹲位容易疲劳。养成定时排便的好习惯，便秘的高血压患者，要多吃粗纤维食物、多饮水；便秘严重者可以使用开塞露来润肠通便。

（10）开车要有好心情，开车的时候精神高度紧张，需要处理复杂的路况，加上连续的堵车使人烦躁，从而出现心跳加快、血压升高。需要有一个好的心态，尽量给自己一个好的开车环境，如果无法控制的话，最好不要开车。

第八章　高血压防治中的常见问题

Q2：我是高血压患者，想要外出旅游，需要注意些什么？

A：外出前应该做一次体检，听从医生的建议；最好有人陪同；一定要带上需要服用的降压药；尽量选择休闲的线路，旅游过程中不要太疲劳、避免暴饮暴食、保证充足睡眠；如果发现身体不适，要立即选择就近的医院就医，甚至终止旅行，切不可勉强。

Q3：我得了高血压，但是并不难受，可以不吃药吗？

A：高血压患者有无症状，往往因血压水平、器官损害程度及个体耐受性不同而有很大差别。也就是说自觉症状与血压的高低并不完全呈正比，有些人测量的血压很高，但由于他的耐受性大，因而并没有明显的症状。但是，没有症状不代表高血压对靶器官没有损害，长期高血压得不到有效的控制，会导致冠心病、脑卒中、肾功能损害等。所以，即使觉得没有任何主观症状也应常规服用降压药，尽可能使高血压并发症不发生或者晚发生。

Q4：吃药后我的血压不高了，可以停药吗？

A：当然不可以，有的人在服用降压药一段时间后，血压降至正常，就自行停药了，结果在短时间内血压又升高，又得再次服用降压药，这样不仅达不到治疗效果，反而由于血压反复波动，更容易引起心、脑、肾等器官发生严重的并发症，如脑出血等。服药后血压下降，可用维持量控制血压，或在医生的指导下缓慢调整药物，不能自行停药。

Q5：高血压需要终身服药吗？

A：（1）高血压是遗传因素和环境因素共同作用并伴有代谢性改变的一种心血管综合征。它是一种慢性疾病，常被称为"沉静的杀手"。之所以称为杀手是因为它永远在我们身边，目前还缺乏根治高血压的方法。大多数高血压患者需长期甚至终身服用降压药，不能自行盲目停药、换药、撤药。用药不规律会造成血压波动大，易引发心脑血管意外。

（2）很多人认为没有头晕、头痛、不舒服的症状，血压高就高吧，没什么关系。其实这是一个误区。高血压给我们带来各种不良感觉是好事，是在提醒我们，给我们信号，但往往不是每个高血压患者都这么幸运，

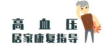

有的时候高血压在我们身上并没有什么信号，而是直接出现主动脉夹层破裂、脑血管意外（俗称"中风"）、急性心肌梗死甚至死亡！

（3）高血压不像感冒，感冒可以治愈，但高血压是一种可以控制但不可治愈的疾病，需要终身服药。一旦诊断明确属于原发性高血压，就需要终身服药，不能随意停药。患者需要有长期治疗的理念，要学会血压的自我管理，在长期治疗中尽可能使血压达到或接近目标血压。很多人觉得自己血压已经降低、监测正常了没必要吃药了，担心再吃药就把血压"降没了"。其实这是典型的杞人忧天！血压达到正常值，擅自停药，殊不知，血压会很快反弹而且升得更高。反复停药，还会导致机体对控制血压药物的敏感性下降，增大血压控制的难度。长期高血压，脑血管壁的薄弱处便会膨起成囊包，医学上称之为动脉瘤。如果自行减药、停药，一旦血压突然升高，会导致动脉瘤破裂，造成脑血管破裂出血，危及生命。

（4）高血压患者一般需要终身服药，但并不是所有的高血压患者都不能够停药。高血压分为原发性高血压和继发性高血压，原发性高血压由遗传因素引起，基本需要终身服药。而5%~10%的高血压患者为继发性高血压，如果病因已经去除，原发病已经治好，例如嗜铬细胞瘤、肾素分泌瘤已经通过手术切除，单侧或双侧肾动脉狭窄已通过球囊扩张及肾动脉内支架植入等手术予以改善，血压已恢复正常，那么就可以咨询医生能否停用或减量服用药物。所以高血压患者在决定停用药物前，首先要明确诊断，自己到底是原发性高血压还是继发性高血压。

（5）有时候，某些"高血压患者"在不吃药的情况下血压也不再升高了，这是为什么呢？我们分析可能有以下原因：①最初没有严格按照诊断标准进行测量和判断，不是真正的高血压，所以如果怀疑是高血压，需要到正规医院就诊。②高血压早期的时候，尤其是绝经期女性，可能表现为"阵发性血压高"，受情绪、生活方式、季节等影响。③经过减肥、运动等生活方式调整，在一定时期之内可能不需服药。例如由于缺乏运动等原因造成的血压升高，通过增大运动量等行为的改变，许

第八章　高血压防治中的常见问题

多人的血压就可以恢复正常，这种情况可称之为准高血压。若经过1~3个月行为改变，血压仍不能恢复正常者，就必须通过药物控制了。④长期高血压未得到正规有效的治疗，或者心肌梗死，已造成心力衰竭、心律失常等严重并发症，血压已经升高不上去了。很遗憾，这不是您认为的"高血压治好了"，而是我们最不愿看到的最严重的情况。

Q6：什么时候服药好呢？

A：一般情况下，最好在清晨醒后立即服药。高血压患者的血压在清晨醒后变化最大，可在数分钟内上升；夜间睡眠时，血压可大幅度下降，这种血压变化规律使患者容易在早晨发生脑出血，而夜间则容易发生缺血性脑卒中。清晨醒后立即服药，可以有效防止血压的急剧变化，使血压处于平稳状态，可以把降压药放在床头，清晨醒后就可以立即服药了。老年高血压患者不宜在睡前服药（"反勺型"高血压除外，要根据动态血压监测结果调整服药时间）。

Q7：医生给我开了几种降压药，让我在不同的时间服药，这是为什么呢？

A：这是医生根据您的血压情况、药物类型和剂型为您选择的服药时间。如短效降压药需要每天服用2~3次，第一次服用应该在清晨醒后立即服药，不要等到早餐后或更晚，最后一次服用应该在下午6时前，不可在睡前或更晚时间服药。长效控、缓释片每天只服用1次，应在清晨醒后立即服药。这种服药方式既能使白天的血压得到很好的控制，又不会使夜间血压过度下降，起到稳定24小时血压的作用。

Q8：医生让我晚上服用降压药，我听说晚上不能用降压药，是不是医生搞错了呢？

A：并不是医生搞错了，有一种类型的高血压在夜间血压不降反而升高或下降幅度很小，称为"反勺型"，特别是有心、脑、肾等器官损害的患者，他们的夜间血压持续升高，使心脑血管长期处于过度负荷状态，如果在夜间不服用降压药，就容易引起这些器官的慢性损害，甚至导致心脏病和脑卒中的发生。像这样夜间血压升高的患者，应该在晚上

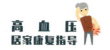

服用降压药。

Q9：我得了高血压，是不是应该尽快把血压降下来？

A：这要根据具体情况而定，如果是发生主动脉夹层等急症，就要尽快把血压降下来。一般情况下是不需要的，因为血压降得过快，很容易发生意外，特别是中老年重度高血压患者，因为血压降得过快或过低会使这类患者感到头晕、乏力，还可能诱发脑血栓等严重后果。

Q10：我得了高血压，是不是只要吃药就可以了？

A：高血压的病因很多，治疗也需要采取综合性的措施，单纯靠降压药不会取得理想的治疗效果。除了选择适当的药物外，还要注意采取健康的生活方式、劳逸结合、少盐饮食、适当运动、避免激动、保证睡眠、控制体重等。

Q11：我是高血压患者，医生给我用了一种很便宜的降压药，效果很好，我能推荐给别的病友吗？

A：这是绝对不可以的，因为降压药有很多种，作用和降压机制也完全不一样；高血压患者的年龄、性别、血压水平、靶器官损害也都存在个体差异，应该在医生的指导下选择适合自己的降压药，并坚持服用。当然，也不能迷信越贵的药就越好。

Q12：我经常会漏服降压药，会有什么影响呢？能不能补服呢？

A：首先应该把降压药常备左右，无论是出差、探亲，还是旅游等，都不要忘记携带。偶尔漏服，问题不大；但长期漏服，会造成血压忽高忽低，有可能导致心脑血管意外。短效降压药漏服后，往往会造成血压升高。白天紧张的生活节奏易使血压波动较大，应补上漏服的药物。而且，若漏服时间大于两次用药间隔的 1/2，须立即补服，并适当推迟下次服药时间，及时监测血压，以防出现血压过低的情况。夜间，人体活动趋于缓慢，血压也较为平稳，漏服后不一定要补服。长效降压药半衰期一般较长，在服药后的 48 小时甚至 72 小时内，血液中的药物还能维持一定的浓度，即使连续两三天漏服，血压也可被控制在一定范围内，因此一般不必加服。但是如果漏服时间超过 72 小时，或血压升幅较大时，

第八章 高血压防治中的常见问题

则应加服一次短效降压药,密切监测血压,之后按正常周期服药即可。可以准备一些小药盒备在办公室或随身的包内,通过设定提醒闹钟等方法避免漏服。

Q13:"是药三分毒",我能不能不吃药?

A:任何药物都有副作用。但是,不能说药物有副作用我们就不用,高血压造成的危害要比药物的副作用大得多。关键是怎样充分发挥药物的作用,尽可能减少或者避免副作用的产生。

Q14:高血压与男性性功能障碍有关吗?

A:(1)高血压本身导致性功能障碍:在男性高血压患者中,性功能障碍的发病率远高于一般人群,高血压也是引起器质性勃起功能障碍的一个很重要的原因。有研究表明:高血压会造成血液供应不足,从而破坏了引起阴茎勃起的供血系统,最终导致勃起功能障碍的发生。当然,性功能问题涉及生理和心理等多种因素的影响,只要病情不严重,原则上不必完全对性生活有禁忌,但要有所节制。有效控制血压后性功能障碍可得到改善,也可以到医院及时就诊,选择适当的药物进行治疗,在有效降低血压的同时,尽可能减少甚至改善对患者性功能的不利影响。

(2)降压药导致的性功能障碍:口服降压药是治疗高血压的重要方法,而性功能障碍是抗高血压药物的一个明显的副作用。然而药物引起性功能障碍的机制还不清楚,可能是抑制了大脑性中枢或抑制了勃起神经系统,也有可能是由于血压下降后供血不足导致的,大部分降压药停用后性功能也可以恢复。当然了,除却高血压疾病本身和药物两方面引起性功能障碍之外,心理方面的因素也会导致阳痿、早泄的发生。因为性生活是一种消耗能量的"体力活动",进行性生活时,血压波动是在所难免的,一些基础血压较高或者控制不佳的患者在性交过程中会出现头晕或体力不支等不适,会对性生活产生一些心理负担,甚至有人认为性生活会加重血压的升高,加之偶尔会出现性交失败产生的心理障碍,阳痿、早泄的发生也就非常常见了。因此,对于高血压合并性功能障碍的患者,建议改善生活方式,有效的运动、健康饮食及良好的生活习惯

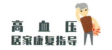

均可使患者的性功能得到改善。

Q15：女性高血压患者孕前、孕中应如何调整降压治疗？

A：对孕妇而言，高血压会导致很多问题，如胎儿宫内发育不良、早产甚至胎死宫内等，因此女性高血压患者在备孕期间就应该尽量控制血压，选择一些不影响排卵及胎儿发育的降压治疗方案。

（1）女性备孕期如果发现高血压，首先应该到医院接受正规诊断和治疗，检查血压高的原因，排除由于肾脏疾病或内分泌疾病引起的高血压。除了关注血压升高本身外，还需要对全身几个重要系统进行评估。

（2）如果确诊为高血压，就要积极实施非药物治疗方案。

1）饮食：低盐饮食，增加新鲜蔬菜、水果的摄入，其他像全谷物食品、鱼虾、禽类、豆类、坚果类食物也都是不错的选择；适量减少甜食和脂肪的摄入。

2）运动：适当运动，不必太过剧烈，像散步、慢跑、游泳之类的中等程度运动即可。每周运动时间总计3~4小时，每次持续大约40分钟。

3）情绪：调整好心态，放松心情，避免过度劳累、睡眠不足。

（3）在备孕期，如果非药物治疗措施实施一定时间后（6~12个月）血压不能达到满意水平，一定要听医生的建议，服用适合孕妇服用的不良反应小的药物。但几乎所有的降压药都没有经过严格的科学验证，对孕妇及胎儿的安全性还未可知，因此在临床应用过程中仍要认真细致地观察。

（4）部分患者认真执行了上述规范治疗，但血压仍不理想，此时可以选用经肾动脉交感神经消融术，把血压降到正常水平后再怀孕。

（5）若患者经上述积极治疗后，血压仍≥160/110mmHg，且危险分层达到高危水平，或存在其他严重并发症，必要时必须终止妊娠。

Q16：老年高血压患者日常生活有哪些注意事项？

A：老年高血压患者在日常生活中应特别注意以下情况，以免造成伤害。

（1）直立性低血压：从卧位突然坐起或站立时出现头晕、目眩、

第八章　高血压防治中的常见问题

甚至晕厥跌倒，要警惕是否存在直立性低血压了。可以在家人帮助下或者去社区诊所测量卧立位血压，如果由卧位转为站立位时收缩压下降≥ 20mmHg 和/或舒张压下降≥ 10mmHg，就提示存在直立性低血压。

存在直立性低血压时该怎么办呢？首先要注意监测自己的血压，如果血压水平偏低或者较前下降速度过快需调整降压药。如果不存在降压过度的情况，只在体位变化时血压下降明显，那么要注意起身站立时动作应缓慢。另外，尽量减少卧床时间，也可尝试用物理对抗或呼吸对抗的手段改善直立性低血压，包括穿戴弹力袜及腹带、缓慢深呼吸等。

（2）餐后低血压：老年患者也非常容易出现餐后低血压，当餐后出现极度困倦、乏力、头晕、心慌等心脑缺血症状时，要注意监测血压，如果餐后 2 小时内收缩压较餐前下降 20mmHg 以上就证实了餐后低血压的存在。此时，可以从以下几方面入手改善症状：①少食多餐；②减少碳水化合物的摄入；③餐后运动；④饮水疗法，有研究证实，餐前饮水 350~480 毫升可有效减少餐后低血压的发生。

（3）季节性血压波动：老年人对寒冷的适应能力和对血压的调控能力差，常出现季节性血压波动，通常情况下冬季血压明显高于夏季血压。因此，老年患者应规律监测自己的血压，当冬季血压升高时适当增加降压药；反之，夏季血压明显下降时，要及时减药，避免低血压发生。同时，冬季要注意保持室内温暖，经常通风换气；骤冷和大风低温时减少外出；适量增添衣物，避免血压大幅波动。

（4）降压药的注意事项：利尿剂是老年高血压患者常用的降压药，如果长期服用利尿剂，应注意监测血钠、血钾和尿酸水平，避免电解质紊乱，痛风患者慎用利尿剂，除非已接受降尿酸治疗；如果准备停用美托洛尔、阿替洛尔、比索洛尔等，一定要逐步减量，直至停用；如果伴有良性前列腺增生，医生可能会开具多沙唑嗪、哌唑嗪、特拉唑嗪等 α 受体阻滞剂。这类药物有助于解除前列腺梗阻，但同时有引起直立性低血压的风险，尤其老年高血压患者更易发生，因此建议睡前服用该类降

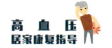

压药，夜间起身时要缓慢，避免跌倒。

（5）老年退行性瓣膜病变：随着年龄的增长，瓣膜出现钙化退变，尤其是主动脉瓣的退行性变在老年患者中发生率很高。如果存在中重度的主动脉瓣狭窄，那么血压不宜降得过低，以免影响重要器官的血供；若老年患者的收缩压明显升高而舒张压＜50mmHg，应注意是否合并主动脉瓣关闭不全，可以到医院行心脏超声检查以明确病变。严重的主动脉瓣狭窄或关闭不全需要听取心外科医生的诊治建议。

（6）血压的监测：老年患者的家庭血压监测非常重要，建议每天测量2~3次，最好能详细记录每次测量的日期、时间、血压和心率读数，并记录是否发生过直立性低血压或餐后低血压，是否有药物不良反应，是否按时吃药以及生活方式的改变等，定期至心内科门诊复查电解质、肝肾功能和靶器官损害情况。医生会根据患者平时的记录以及门诊检查结果评估降压药的疗效和不良反应，调整降压药。

（7）老年患者降压的目标值：总的来说，老年人血压的控制目标较年轻人略为宽松，尤其是高龄或虚弱老人。对于65~79岁者，血压控制目标为＜140/90mmHg，若一般状况好、能耐受降压治疗，可降至＜130/80mmHg；对于≥80岁的高龄老年人，血压控制目标为＜150/90mmHg，如耐受性良好，可进一步降至140/90mmHg以下。血压过低可能引起高龄患者跌倒、衰弱等不良预后事件的增加；虚弱的高龄老年人，应先将血压降至＜150~160/90mmHg，若能耐受，收缩压控制目标为＜150mmHg，但尽量不低于130mmHg。

（8）心血管危险因素的综合管理：老年高血压患者往往多病共存，因此在追求降压达标的同时，应该重视所有心血管危险因素（如吸烟、血脂异常、肥胖、血糖代谢异常、尿酸升高、高同型半胱氨酸、呼吸睡眠暂停低通气综合征等）的控制，并关注和治疗心、脑、肾、眼等靶器官损害及临床疾病。健康饮食、规律运动、戒烟限酒、保持理想体重、改善睡眠、情绪平和是所有高血压患者应该注意的生活方式，老年人也不例外。

第八章 高血压防治中的常见问题

Q17：哪些人更容易得高血压？

A：根据流行病学统计，以下十种人特别容易得高血压。

（1）年龄在60岁左右的中老年人。

（2）脾气暴躁、情绪易激动的人。

（3）超重和肥胖的人，尤其是腹型肥胖的人。

（4）喜食刺激性食物，尤其饮食过咸的人。

（5）喜好抽烟的人。

（6）长期饮酒的人，尤其是嗜酒的人。

（7）缺少锻炼的人，尤其是长期在办公桌前久坐的人。

（8）血脂、血糖高的人。

（9）合并有糖尿病、慢性肾衰竭等疾病的人。

（10）直系亲属（如父母兄弟姐妹）中有高血压史的。

Q18：什么是高血压急症和亚急症？

A：（1）高血压急症是指高血压患者在某些诱因下，血压突然和明显升高（一般 >180/120mmHg），伴有进行性心、脑、肾等重要靶器官损伤。通常需要使用静脉降压药，而且须立即得到及时、有效的治疗，应即刻到医院就诊，接受专科治疗，防止严重并发症的发生。

（2）高血压亚急症是指血压明显升高但不伴严重临床症状及进行性靶器官功能的损害。患者可能有血压明显升高造成的症状，如头痛、胸闷、鼻出血和烦躁不安等，一般口服药物治疗即可，仍建议及时接受专科医生的诊治，以便及时调整用药。

（3）高血压急症与亚急症的唯一标准就是有无新近发生的急性进行性的严重靶器官损害。规范系统的降压治疗、避免过度劳累及精神刺激等预防措施有助于大大减少高血压急症及亚急症的发生，所以为了减少高血压急症、亚急症的发生，应及早接受专科医生的诊治。

（王　京　姜玉蓉　王龙龙　郭琳琳　赵韶华）